柔道整復師
国家試験出題基準
2022年版

公益財団法人
柔道整復研修試験財団 編集

医歯薬出版株式会社

序　文

　柔道整復師の第1回国家試験が平成5年に実施されてから、今年度で第28回目を数えるに至りました。この間、順調に推移してきたところです。

　国家試験の質を担保するために、出題基準は平成4年版、平成8年版、平成13年版、平成14年版、平成16年版、そして平成22年版と改訂されてきました。平成26年に柔道整復師国家試験改善検討準備委員会で国家試験改善のための論点抽出を行いました。平成27年に設置された今回の国家試験改善委員会は、柔道整復師国家試験のあり方を根本から議論し、さらに平成28年の「柔道整復師学校養成施設カリキュラム等改善検討会」報告書を受け、出題基準検討委員会において検討を行ってまいりました。受験生の負担軽減のため、一次改訂・二次改訂として対応することとなり、先年2020年版の出題基準を出版しました。一次改訂では必修問題の出題内容の変更を主とし、一般問題領域では用語の訂正を中心に行いました。今回の改訂は、これに続く二次改訂として2022年版を出版するに至りました。二次改訂ではカリキュラム等改善検討会で決まった追加カリキュラムの内容を盛り込んでいます。

　今回の改訂にあたりご尽力を賜りました柔道整復師国家試験改善検討委員会、出題基準検討委員会をはじめ、多くの皆様に改めて深く感謝を申し上げます。

　今回の改訂が柔道整復師の資質の向上に役立てられれば幸いに存じます。

令和2年3月

公益財団法人　柔道整復研修試験財団
代表理事　福島　統

柔道整復師国家試験改善検討委員会報告書

令和 2 年 3 月 10 日

1　はじめに

　柔道整復師国家試験は、柔道整復師として必要な知識及び技能について評価するものであり、昭和63年（1988年）に柔道整復師法の改正が行われ試験の実施者が厚生大臣（現厚生労働大臣）となり、平成5年（1993年）に第1回の試験が実施されて以来、毎年継続的に実施され、柔道整復師の質を担保するための重要な役割を担ってきた。

　国家試験は、国民に安全な医療を提供するものとしての質を保つため、また年々変化する医療環境や社会情勢に対応するため、継続した見直しを行っていくことが求められている。柔道整復師国家試験は、平成15年（2003年）に本国家試験改善検討委員会が設置されて以降、平成16年（2004年）、平成22年（2010年）に出題基準の見直しが行われた。更に、近年の医療に係る変革に伴い、平成26年（2014年）から試験問題の改訂に向けて、必修問題のあり方、一般問題の出題比率等の改善事項についての検討を開始していたところ、平成28年（2016年）10月に厚生労働省の「柔道整復師学校養成施設カリキュラム等改善検討会」報告書によりカリキュラムの追加等の提言が行われたことを受け、柔道整復師国家試験改善検討委員会等で検討を重ね、受験生の負担を軽減するため、出題基準は必修問題の出題内容の変更を中心とした第一次改訂、カリキュラムの追加等に対応した第二次改訂と二段階で実施する方向とした。

　平成30年（2018年）3月に必修問題の見直しを中心とした第一次改訂の出題基準を公表し、このたび追加カリキュラムへの対応等を含めた第二次改訂の検討を行った。

2　具体的な改善事項

　本検討委員会では、平成30年（2018年）3月の第一次改訂をもとに、平成28年（2016年）10月に出された「追加等カリキュラム」に対応した出題基準の追加、柔道整復師国家試験の更なる質の向上を図るために、柔道整復師が扱う外傷の鑑別に必要な総合的・基本的な思考力や適切な判断力を評価する臨床実地問題の増加などについて検討を行った結果、以下のとおり意見を取り纏めたので報告する。

(1)「追加等カリキュラム」への対応について

追加等カリキュラム	出題分野
①高齢者の生理学的特徴・変化 （専門基礎分野）	生理学 病理学概論 リハビリテーション医学
②競技者の生理学的特徴・変化 （専門基礎分野）	生理学

③柔道整復術の適応（専門基礎分野）	整形外科学
④職業倫理（専門基礎分野）	必修問題
⑤社会保障制度（専門基礎分野）	必修問題
⑥外傷の保存療法（専門分野）	柔道整復理論
⑦物理療法機器等の取扱い（専門分野）	柔道整復理論
⑧柔道整復術適応の臨床的判定 （医用画像の理解を含む）（専門分野）	柔道整復理論
⑨高齢者の外傷予防（専門分野）	柔道整復理論
⑩競技者の外傷予防（専門分野）	柔道整復理論

(2) 臨床実地問題数について

　柔道整復師としての問題解決能力を問う臨床実地問題の出題については、第一次改訂で 20 問（「柔道整復理論」は 15 問）程度に増やしているが、今回の第二次改訂では、25 問（「柔道整復理論」は 20 問）程度に増やすこととする。

(3) 事後評価委員会の設置

　第三者的立場から試験問題が適性であったか評価を行うため、2022 年 3 月実施の国家試験から導入することを目指し、準備等を進めることとする。

3　課　題

(1) 必修問題について

　必修問題は 2020 年版にて大幅に刷新した基準であり、大・中・小の項目立てや出題範囲等について、継続的に検討をすることとした。

(2) 出題範囲について

① 一般臨床医学では、主要な疾患の捉え方やまとめ方について、今後も継続した審議が必要である。
② 外科学概論については、柔道整復師が知っておくべき範囲について継続した審議が必要である。

(3) 試験問題の振分けについて

　災害等により午前、午後のいずれかの試験実施や採点ができなくなった場合を想定し、午前または午後の解答のみで採点を行えるようにするべきか今後の課題とした。

4　実施時期について
　本検討委員会での報告を踏まえ、柔道整復師国家試験出題基準を改訂し試験を実施していくこととなるが、各学校及び養成施設、受験生の周知期間を考慮し、令和4年（2022年）3月の国家試験から実施していくこととする。

5　おわりに
　国民の負託に応じ得る資質の高い柔道整復師を今後とも確保できるよう、今回の試験制度の改善が実効を伴ったものとなるため関係各位の一層の努力と協力を期待する。

柔道整復師国家試験改善検討委員会名簿

就任期間（平成 27 年 1 月 1 日〜平成 28 年 3 月 31 日、
平成 29 年 5 月 1 日〜平成 31 年 3 月 31 日、
令和元年 5 月 20 日〜）

	氏　　名	所　　属
委員長	相澤　好治	北里大学名誉教授
委　員	碓井　貞成	（公社）全国柔道整復学校協会会長 （平成 31 年 3 月 31 日まで）
	金森　篤子	（公財）柔道整復研修試験財団理事
	釜萢　　敏	（公社）日本医師会常任理事
	工藤　鉄男	（公社）日本柔道整復師会会長
	櫻井　康司	（一社）日本柔道整復接骨医学会会長
	谷口　和彦	（公社）全国柔道整復学校協会会長 （令和元年 5 月 20 日より）
	松下　　隆	総合南東北病院外傷センターセンター長
前委員長	内西　兼一郎	（元）柔道整復師試験委員会委員長 （平成 29 年 9 月 1 日まで）

（所属は就任時のものである）

（委員：五十音順）

柔道整復師国家試験改善検討準備委員会名簿

就任期間（平成26年4月1日～平成28年3月31日）

氏　　名	所　　属
塩川　光一郎	アジア日本語学院校長
西村　慶太	帝京大学整形外科教授
仁田　善雄	医療系大学間共用試験実施評価機構 研究部長
樋口　毅史	日本体育大学保健医療学部講師
深井　伸之	東京都柔道整復師会専務理事
船戸　嘉忠	米田柔整専門学校副校長
細野　昇	呉竹医療専門学校校長

（所属は就任時のものである）

（委員：五十音順）

出題基準検討委員会委員名簿

就任期間（平成28年4月1日～平成30年3月31日、
平成30年4月1日～令和2年3月31日）

	氏　名	所　属
委員長	米田　忠正	（公社）全国柔道整復学校協会副会長
副委員長	成瀬　秀夫	東京有明医療大学保健医療学部教授・保健医療学部長
委　員	谷口　和彦	（公社）全国柔道整復学校協会理事（平成30年6月30日まで）
	長尾　淳彦	（公社）日本柔道整復師会理事
	廣岡　聡	（公社）全国柔道整復学校協会理事（平成30年8月28日より）
	船戸　嘉忠	（公社）全国柔道整復学校協会試験委員会委員
	細野　昇	（公社）全国柔道整復学校協会理事
	三橋　裕之	（公社）日本柔道整復師会理事
	森川　伸治	（公社）日本柔道整復師会理事

（所属は就任時のものである）

（委員：五十音順）

柔道整復師国家試験出題基準の利用法

はじめに

　柔道整復師国家試験は、柔道整復師法第10条「柔道整復師として必要な知識及び技能について、厚生労働大臣が行う」に基づき行われる。

　その内容を項目によって具体的に示したのが、柔道整復師国家試験出題基準である。

　試験委員会は、柔道整復師国家試験の妥当な内容、範囲及び適切なレベル等を確保するため、この基準に拠って出題する。

　従って、柔道整復師国家試験出題基準は柔道整復師養成施設等の卒前の教育で扱われている内容のすべてを網羅するものではなく、また、これらの教育のあり方を拘束するものではない。

利用方法

　各項目は、柔道整復師国家試験の出題範囲という観点から配列されているため、必ずしも学問的な分類体系と一致しない点がある。

1　大・中・小項目
(1) 大項目は中項目を束ね、中項目は小項目を束ねる。
(2) 小項目は出題範囲を具体的に示したものであり、小項目が空欄の場合には、中項目が出題範囲を示す。

2　その他
(1) 括弧は以下のルールに基づいて使用した。
　（　　）：直前の語句の同意語、言い換え、関連語、または例示、もしくは補足的記述を記載する場合に使用する。
　〔　　〕：小括弧を括る場合または留意事項を記載する場合、括弧内を省略しても差し支えない場合に使用する。
(2) 関連する語を列記する際に、読点「、」及び中点「・」を以下のルールに基づいて使用した。
　読点「、」：単純に列記する場合
　　　　【例】咽頭の構造、声帯
　中点「・」：前後の語での重複を排して列記する場合
　　　　【例】屈筋群の名称、伸筋群の名称→屈筋群・伸筋群の名称
(3) 〔○○出題〕としてある場合は、原則としてその出題先の分野で出題することが望ましいと思われることを示したものである。
(4) 人名のついた病名は原則として、カタカナ表記とし、カッコ内に欧文を併記する。その際に2名を連記する場合においては、欧文表記では「-」

を用いているが、カタカナ表記では「・」を用いる。

　　　　　【例】オスグッド・シュラッター（Osgood-Schlatter）病
(5) 出題基準に係る関係法令については、令和2年3月現在のものである。
(6) 出題は標準的な学生用教科書に記載されている程度の知識を要求するものとする。

柔道整復師国家試験出題基準　目次

序文／iii
柔道整復師国家試験改善検討委員会報告書／v
柔道整復師国家試験改善検討委員会名簿／ix
柔道整復師国家試験改善検討準備委員会名簿／x
出題基準検討委員会委員名簿／xi
柔道整復師国家試験出題基準の利用法／xii

必修問題出題基準

1. 柔道整復師のプロフェッショナリズム ……………………………………… 3
    A 柔道整復師と柔道／3　　B 倫理・コミュニケーション／3
    C 患者の権利／3
2. 医療の安全 …………………………………………………………………… 3
    A リスクマネジメント／3　　B 医療事故と医療過誤／3
3. 社会保障と医療経済 ………………………………………………………… 4
    A 社会保険制度／4　　B 社会福祉制度／4
    C 国民医療費／4　　D 柔道整復師と療養費／4
4. 柔道整復師法　柔道整復師法施行令　柔道整復師法施行規則 …………… 4
    A 総則／4　　B 免許／4　　C 指定登録・試験機関／5　　D 業／5
    E 施術所／6　　F 雑則／6　　G 罰則／6
    H 柔道整復師法に係わる法令／6
5. その他医事法規 ……………………………………………………………… 6
    A 医師法／6　　B 保健師助産師看護師法／6　　C 診療放射線技師法／7
    D 理学療法士及び作業療法士法／7　　E 薬剤師法／7　　F 医療法／7
6. 定型的鎖骨骨折の診察および整復 ………………………………………… 7
    A 診察／7　　B 血管・神経損傷、その他の合併症の確認／7
    C 患者の介助／7　　D 助手への指示／7　　E 整復操作／8
7. 定型的鎖骨骨折の固定 ……………………………………………………… 8
    A 固定材料／8　　B 固定肢位／8　　C 患者への説明／8
    D 助手への指示／8　　E 固定の手順／8　　F 固定後の確認／8
8. 上腕骨外科頸外転型骨折の診察および整復 ……………………………… 8
    A 診察／8　　B 血管・神経損傷、その他の合併症の確認／9
    C 患者の介助／9　　D 助手への指示／9　　E 整復操作／9
9. 上腕骨骨幹部三角筋付着部より遠位骨折の固定 ………………………… 9
    A 固定材料／9　　B 固定肢位／9　　C 患者への説明／9
    D 助手への指示／10　　E 固定の手順／10　　F 固定後の確認／10
10. コーレス（Colles）骨折の診察および整復 ……………………………… 10
    A 診察／10　　B 血管・神経損傷、その他の合併症の確認／10
    C 患者の介助／10　　D 助手への指示／10　　E 整復操作／11

11. コーレス（Colles）骨折の固定 …………………………………………………………………… 11
    A 固定材料／11　　B 固定肢位／11　　C 患者への説明／11
    D 助手への指示／11　　E 固定の手順／11　　F 固定後の確認／11
12. 第5中手骨頸部骨折の固定 ……………………………………………………………………… 11
    A 固定材料／11　　B 固定肢位／12　　C 患者への説明／12
    D 助手への指示／12　　E 固定の手順／12　　F 固定後の確認／12
13. 肋骨骨折の固定 …………………………………………………………………………………… 12
    A 固定材料／12　　B 固定肢位／12　　C 患者への説明／12
    D 助手への指示／12　　E 固定の手順／12　　F 固定後の確認／13
14. 肩鎖関節上方脱臼の診察および整復 …………………………………………………………… 13
    A 診察／13　　B 血管・神経損傷、その他の合併症の確認／13
    C 患者の介助／13　　D 助手への指示／13　　E 整復操作／13
15. 肩鎖関節上方脱臼の固定 ………………………………………………………………………… 14
    A 固定材料／14　　B 固定肢位／14　　C 患者への説明／14
    D 助手への指示／14　　E 固定の手順／14　　F 固定後の確認／14
16. 肩関節烏口下脱臼の診察および整復 …………………………………………………………… 14
    A 診察／14　　B 血管・神経損傷、その他の合併症の確認／14
    C 患者の介助／15　　D 助手への指示／15　　E 整復操作／15
17. 肩関節烏口下脱臼の固定 ………………………………………………………………………… 15
    A 固定材料／15　　B 固定肢位／15　　C 患者への説明／15
    D 助手への指示／15　　E 固定の手順／15　　F 固定後の確認／15
18. 肘関節後方脱臼の診察および整復 ……………………………………………………………… 16
    A 診察／16　　B 血管・神経損傷、その他の合併症の確認／16
    C 患者の介助／16　　D 助手への指示／16　　E 整復操作／16
19. 肘関節後方脱臼の固定 …………………………………………………………………………… 17
    A 固定材料／17　　B 固定肢位／17　　C 患者への説明／17
    D 助手への指示／17　　E 固定の手順／17　　F 固定後の確認／17
20. 肘内障の診察および整復 ………………………………………………………………………… 17
    A 診察／17　　B 血管・神経損傷、その他の合併症の確認／17
    C 患者の介助／18　　D 助手または保護者への指示／18　　E 整復操作／18
21. 示指PIP関節背側脱臼の固定 …………………………………………………………………… 18
    A 固定材料／18　　B 固定肢位／18　　C 患者への説明／18
    D 助手への指示／18　　E 固定の手順／18　　F 固定後の確認／18
22. 肩腱板損傷の診察 ………………………………………………………………………………… 19
    A 診察／19　　B 血管・神経損傷、その他の合併症の確認／19
    C 患者の介助／19　　D 検査手技・動作／19
23. 上腕二頭筋長頭腱損傷の診察 …………………………………………………………………… 19
    A 診察／19　　B 血管・神経損傷、その他の合併症の確認／20
    C 患者の介助／20　　D 検査手技・動作／20
24. 大腿部打撲・肉ばなれ、大腿四頭筋、ハムストリングスの診察 …………………………… 20
    A 診察／20　　B 血管・神経損傷、その他の合併症の確認／20
    C 患者の介助／20　　D 検査手技・動作／20
25. 膝関節側副靱帯損傷の診察 ……………………………………………………………………… 21

　　　　A　診察／21　　　B　血管・神経損傷、その他の合併症の確認／21
　　　　C　患者の介助／21　　　D　検査手技・動作／21
26．膝関節十字靱帯損傷の診察 ··· 21
　　　　A　診察／21　　　B　血管・神経損傷、その他の合併症の確認／22
　　　　C　患者の介助／22　　　D　検査手技・動作／22
27．膝関節半月板損傷の診察 ··· 22
　　　　A　診察／22　　　B　血管・神経損傷、その他の合併症の確認／22
　　　　C　患者の介助／22　　　D　検査手技・動作／23
28．膝関節内側側副靱帯損傷の固定 ··· 23
　　　　A　固定材料／23　　　B　固定肢位／23　　　C　患者への説明／23
　　　　D　助手への指示／23　　　E　固定の手順／23　　　F　固定後の確認／23
29．下腿三頭筋肉ばなれの診察 ·· 23
　　　　A　診察／23　　　B　血管・神経損傷、その他の合併症の確認／24
　　　　C　患者の介助／24　　　D　検査手技・動作／24
30．アキレス腱断裂の固定 ·· 24
　　　　A　固定材料／24　　　B　固定肢位／24　　　C　患者への説明／24
　　　　D　助手への指示／24　　　E　固定の手順／24　　　F　固定後の確認／25
31．足関節外側靱帯損傷の診察 ·· 25
　　　　A　診察／25　　　B　血管・神経損傷、その他の合併症の確認／25
　　　　C　患者の介助／25　　　D　検査手技・動作／25
32．足関節外側靱帯損傷の固定 ·· 25
　　　　A　固定材料／25　　　B　固定肢位／26　　　C　患者への説明／26
　　　　D　助手への指示／26　　　E　固定の手順／26　　　F　固定後の確認／26
33．下腿骨骨幹部骨折の固定 ··· 26
　　　　A　固定材料／26　　　B　固定肢位／26　　　C　患者への説明／26
　　　　D　助手への指示／26　　　E　固定の手順／26　　　F　固定後の確認／27
34．包帯法 ·· 27
　　　　A　包帯各部の名称／27　　　B　包帯の種類／27　　　C　包帯の巻き方／27
　　　　D　基本包帯法の種類と適応／27　　　E　冠名包帯法の種類と適応／27
　　　　F　基本包帯法および冠名包帯法の実施法／27

各試験科目別問題出題基準

解剖学

1．人体解剖学概説 ·· 31
　　　　A　解剖学用語／31　　　B　細胞／31　　　C　組織／31
　　　　D　器官系（系統）／31　　　E　人体の発生／31
2．運動器系 ··· 31
　　　　A　骨／31　　　B　骨の連結／31　　　C　筋／31　　　D　頭部／31
　　　　E　頸部／32　　　F　体幹／32　　　G　上肢／32　　　H　下肢／33
3．脈管系（循環器系） ·· 34
　　　　A　概説／34　　　B　心臓／34　　　C　動脈／34　　　D　静脈／35

　　　　　E　リンパ系／35　　　F　胎児循環／35
　4．消化器系 …………………………………………………………………………………… 35
　　　　　A　概説／35　　　B　口腔／35　　　C　咽頭／35　　　D　食道／35　　　E　胃／35
　　　　　F　小腸／36　　　G　大腸／36　　　H　肝臓／36　　　I　膵臓／36　　　J　腹膜／36
　5．呼吸器系 …………………………………………………………………………………… 36
　　　　　A　概説／36　　　B　鼻／36　　　C　喉頭／36　　　D　気管および気管支／37
　　　　　E　肺／37　　　F　胸膜／37　　　G　縦隔／37
　6．泌尿器系 …………………………………………………………………………………… 37
　　　　　A　概説／37　　　B　腎臓／37　　　C　尿管／37　　　D　膀胱／37
　　　　　E　尿道／37
　7．生殖器系 …………………………………………………………………………………… 37
　　　　　A　概説／37　　　B　男性生殖器／37　　　C　女性生殖器／38
　8．内分泌器系 ………………………………………………………………………………… 38
　　　　　A　概説／38　　　B　下垂体／38　　　C　松果体／38　　　D　甲状腺／38
　　　　　E　上皮小体（副甲状腺）／38　　　F　副腎／38　　　G　膵臓／38
　　　　　H　精巣／38　　　I　卵巣／38
　9．神経系 ……………………………………………………………………………………… 38
　　　　　A　概説／38　　　B　脳／38　　　C　脊髄／39　　　D　伝導路／39
　　　　　E　脳神経／39　　　F　脊髄神経／39　　　G　自律神経／39
　10．感覚器系 …………………………………………………………………………………… 39
　　　　　A　外皮／39　　　B　視覚器／39　　　C　聴覚器、平衡覚器／39
　　　　　D　味覚器／40　　　E　嗅覚器／40
　11．体表解剖 …………………………………………………………………………………… 40
　　　　　A　体表区分／40　　　B　骨格／40　　　C　筋／40　　　D　脈管／40
　　　　　E　神経／40　　　F　顔面／40　　　G　外皮／40　　　H　生体計測／40
　12．人体の正常構造の画像 …………………………………………………………………… 40
　　　　　A　骨・関節・軟部組織／40

生理学

　1．総論 ………………………………………………………………………………………… 41
　　　　　A　細胞の構造と機能／41　　　B　組織／41　　　C　機能系と器官／41
　　　　　D　生態の恒常性（ホメオスタシス）／41　　　E　細胞膜を介した物質の移動／41
　　　　　F　体液の区分と組成／41
　2．筋の生理 …………………………………………………………………………………… 41
　　　　　A　骨格筋／41　　　B　筋収縮／41
　3．神経の生理 ………………………………………………………………………………… 41
　　　　　A　神経信号の伝達／41　　　B　神経系の構成／41　　　C　内臓機能の調節／41
　　　　　D　脳の高次機能／41
　4．運動の生理 ………………………………………………………………………………… 41
　　　　　A　運動に関係する中枢神経／41　　　B　運動ニューロンと運動単位／42
　　　　　C　反射と反射弓／42　　　D　姿勢と歩行の調節／42　　　E　高次運動機能／42
　5．感覚の生理 ………………………………………………………………………………… 42

　　　　A 感覚の一般的な特性／42　　　B 視覚／42　　　C 聴覚／42
　　　　D 平衡感覚／42　　E 味覚／42　　F 嗅覚／42　　G 皮膚感覚／42
　　　　H 深部感覚／42　　I 内臓感覚／42　　J 痛覚／42
6. 内分泌 …………………………………………………………………………………… 43
　　　　A 内分泌腺とホルモン／43　　　B ホルモンの種類と作用／43
7. 生殖 ……………………………………………………………………………………… 43
　　　　A 性分化／43　　B 男性生殖器の概要／43　　C 女性生殖器の概要／43
　　　　D 妊娠と分娩の概要／43
8. 血液 ……………………………………………………………………………………… 44
　　　　A 成分と組成／44　　B 赤血球／44　　C 白血球／44　　D 血小板／44
　　　　E 血球の分化／44　　F 止血／44　　G 血液型／44　　H 免疫機能／44
9. 骨の生理 ………………………………………………………………………………… 44
　　　　A 骨／44　　B カルシウム代謝の調節／44
10. 循環 ……………………………………………………………………………………… 44
　　　　A 心臓／44　　B 血管／44　　C リンパ系／44
　　　　D 循環の調節（血圧の調整を含む）／44
11. 呼吸 ……………………………………………………………………………………… 44
　　　　A 呼吸器／44　　B 換気／44　　C ガス交換と運搬／45
　　　　D 呼吸調節／45
12. 尿の生成と排泄 ………………………………………………………………………… 45
　　　　A 腎臓／45　　B 尿の生成／45　　C 排尿／45
13. 栄養と代謝 ……………………………………………………………………………… 45
　　　　A 生体の構成成分と栄養素／45　　B エネルギー代謝の基礎／45
　　　　C 栄養素の代謝／45　　D 食物と栄養／45
14. 消化と吸収 ……………………………………………………………………………… 45
　　　　A 消化器の働き／45　　B 消化管の運動／45
　　　　C 消化液の分泌機序／45　　D 消化／45　　E 吸収／45
　　　　F 消化管ホルモン／45　　G 肝臓と胆道／45
15. 体温とその調節 ………………………………………………………………………… 46
　　　　A 体温／46　　B 調節／46
16. 高齢者の生理学的特徴・変化 ………………………………………………………… 46
　　　　A 細胞、組織の加齢現象／46　　B 高齢者の生理学的特徴／46
　　　　C 運動と加齢／46
17. 競技者の生理学的特徴・変化 ………………………………………………………… 46
　　　　A 運動と身体発達／46　　B 競技者の生理学的特徴／46

運動学

1. 運動学の概説 …………………………………………………………………………… 47
　　　　A 運動学の目的／47　　B 運動学の表し方／47　　C 身体運動と力学／47
2. 運動器の構造と機能 …………………………………………………………………… 47
　　　　A 骨の構造と機能／47　　B 関節の構造と機能／47
　　　　C 骨格筋の構造と機能／47

3．運動の神経機構 …… 47
　　　A 神経細胞／47　　B 末梢神経／47　　C 中枢神経／47
4．運動感覚 …… 47
　　　A 感覚と知覚／47　　B 運動感覚と運動の制御機構／47
5．反射と随意運動 …… 47
　　　A 反射／47　　B 連合運動と共同運動／47　　C 随意運動／47
6．四肢と体幹の運動（筋の作用および神経支配を含む） …… 47
　　　A 上肢帯／47　　B 肩関節／47　　C 肘関節と前腕／48
　　　D 手関節と手／48　　E 股関節／48　　F 膝関節／48
　　　G 足関節と足部／48　　H 体幹と脊柱／48　　I 頸椎／48
　　　J 胸椎と胸郭／48　　K 腰椎、仙椎および骨盤／48
　　　L 顔面および頭部／48
7．姿勢 …… 48
　　　A 姿勢／48　　B 重心／48　　C 立位姿勢／48　　D 立位姿勢の制御／48
8．歩行 …… 48
　　　A 歩行周期／48　　B 歩行の運動学的分析／48
　　　C 歩行の運動力学的分析／48　　D 歩行時の筋活動／48　　E 走行／48
　　　F 異常歩行／48
9．運動発達 …… 48
　　　A 神経組織の成熟／48　　B 乳幼児期の運動発達／48
10．運動学習 …… 48
　　　A 学習／48　　B 運動技能と運動能力／48　　C 運動技能学習の過程／48
　　　D 学習曲線／49　　E 動機づけ／49　　F 学習の転移／49　　G 記憶／49

病理学概論

1．病理学の意義 …… 50
　　　A 定義／50　　B 方法／50
2．疾病の一般 …… 50
　　　A 意義／50　　B 分類／50　　C 経過、予後、転帰／50
　　　D 症候の意義、分類／50
3．病因 …… 50
　　　A 一般／50　　B 内因／50　　C 外因／50
4．退行性病変・代謝障害 …… 50
　　　A 萎縮／50　　B 変性／51　　C 代謝障害／51　　D 壊死／51
　　　E 老化／51　　F 死／51
5．循環障害 …… 51
　　　A 充血／51　　B うっ血／51　　C 虚血／51　　D 出血／51
　　　E 血栓、血栓症／51　　F 塞栓、塞栓症／51　　G 梗塞／52
　　　H 浮腫（水腫）／52　　I 脱水症／52　　J 高血圧／52
6．進行性病変 …… 52
　　　A 肥大／52　　B 過形成（増殖）／52　　C 再生／52　　D 化生／52
　　　E 創傷治癒／52　　F 異物の処理／52

7．炎症 …………………………………………………………………………………………… 52
　　　A　一般／52　　　B　分類／52
8．免疫異常・アレルギー ………………………………………………………………………… 53
　　　A　免疫の仕組み／53　　B　免疫不全／53　　C　自己免疫異常／53
　　　D　アレルギー／53
9．腫瘍 …………………………………………………………………………………………… 53
　　　A　定義／53　　　B　形態と構造／53　　C　腫瘍細胞の特色／53
　　　D　発生原因／53　　E　腫瘍の分類／53　　F　主要な癌の病理学的特徴／54
10．先天性異常 …………………………………………………………………………………… 54
　　　A　遺伝子異常／54　　B　染色体異常／54　　C　奇形／54

衛生学・公衆衛生学

1．健康の保持増進と疾病予防 …………………………………………………………………… 55
　　　A　健康の概念／55　　B　環境と健康／55　　C　健康増進／55
　　　D　疾病予防／55
2．公衆衛生 ……………………………………………………………………………………… 55
　　　A　地域保健・医療／55　　B　疫学／55　　C　衛生統計／55
　　　D　母子保健／55　　E　学校保健／55　　F　産業保健／55
　　　G　成人保健／56　　H　高齢者の保健／56　　I　食品衛生／56
　　　J　精神保健／56　　K　衛生行政／56　　L　国際保健／56
3．感染症 ………………………………………………………………………………………… 56
　　　A　感染源／56　　B　感染と発病／57　　C　免疫／57
4．消毒 …………………………………………………………………………………………… 57
　　　A　消毒法一般／57　　B　種類と方法／57　　C　消毒法の応用／57
5．環境衛生 ……………………………………………………………………………………… 57
　　　A　環境と適応／57　　B　環境と健康／57　　C　住居・衣服と健康／57
　　　D　上水、下水／57　　E　廃棄物／58　　F　公害／58

一般臨床医学

1．診察概論 ……………………………………………………………………………………… 59
　　　A　診察の意義／59　　B　診察の進め方／59
2．診察各論 ……………………………………………………………………………………… 59
　1）医療面接 …………………………………………………………………………………… 59
　　　A　意義と方法／59
　2）視診 ………………………………………………………………………………………… 59
　　　A　意義と方法／59　　B　体格と体型／59　　C　体位と姿勢／59
　　　D　栄養状態／59　　E　意識レベルの評価／59　　F　精神状態／59
　　　G　異常運動／60　　H　歩行／60　　I　皮膚の状態／61　　J　顔面／61
　　　K　頸部／62　　L　胸部／62　　M　腹部／62　　N　四肢／63
　3）打診 ………………………………………………………………………………………… 63
　　　A　意義と方法／63　　B　打診音の種類／63　　C　胸部／63　　D　腹部／63

- 4）聴診 …………………………………………………………………………………… 63
    - A 意義と方法／63　　B 肺／63　　C 心臓／63　　D 腹部／63
- 5）触診 …………………………………………………………………………………… 63
    - A 意義と方法／63　　B 皮膚／64　　C 筋／64　　D 骨・関節／64
    - E 胸部／64　　F 腹部／64　　G リンパ節／64
- 6）生命徴候 ……………………………………………………………………………… 64
    - A 体温／64　　B 血圧／64　　C 脈拍／64　　D 呼吸／65
- 7）感覚検査 ……………………………………………………………………………… 65
    - A 意義／65　　B 表在感覚／65　　C 深部感覚／65
- 8）反射検査 ……………………………………………………………………………… 65
    - A 意義／65　　B 反射の種類／65　　C 表在反射／65
    - D 腱反射（深部腱反射）／65　　E 病的反射／65　　F クローヌス／65
    - G 自律神経反射／65
- 3．生体機能検査 …………………………………………………………………………… 65
    - A 心電図／65　　B 脳波／65　　C 筋電図／65　　D 呼吸機能／66
- 4．主要な疾患 ……………………………………………………………………………… 66
    - 1）消化器疾患 …………………………………………………………………………… 66
        - A 食道炎／66　　B 食道癌／66　　C 消化性潰瘍（胃・十二指腸潰瘍）／66
        - D 胃癌／66　　E 急性虫垂炎／66　　F イレウス（腸閉塞）／66
        - G 大腸癌（結腸癌、直腸癌）／66　　H 潰瘍性大腸炎／66
        - I 虚血性大腸炎／66
        - J 肝炎（急性ウイルス性肝炎、劇症肝炎、慢性肝炎）／66　　K 肝硬変／66
        - L 肝癌／66　　M 胆石症／66　　N 胆嚢炎／66　　O 急性膵炎／66
        - O 膵癌／66　　Q 腹膜炎／66
    - 2）呼吸器疾患 …………………………………………………………………………… 66
        - A かぜ症候群／66　　B インフルエンザ／66　　C 急性気管支炎／66
        - D 肺炎／66　　E 肺結核／66　　F 気管支喘息／66
        - G 慢性閉塞性肺疾患（COPD）／66　　H 肺血栓塞栓症／66
        - I 肺癌／66　　J 気胸／66
    - 3）循環器疾患 …………………………………………………………………………… 66
        - A 不整脈（心房細動、期外収縮、心室細動、房室ブロック）／66
        - B 心筋梗塞、狭心症／66
        - C 心臓弁膜症（僧帽弁狭窄症、僧帽弁閉鎖不全症、大動脈弁狭窄症、大動脈弁閉鎖不全症）／66
        - D 先天性心疾患〔ファロー（Fallot）四徴症、心房中隔欠損症、心室中隔欠損症〕／67
        - E うっ血性心不全／67　　F 高血圧症（本態性・二次性）／67
        - G 大動脈瘤／67　　H 大動脈解離／67　　I 閉塞性動脈硬化症／67
        - J 深部静脈血栓症／67
    - 4）血液疾患 …………………………………………………………………………… 67
        - A 鉄欠乏性貧血／67　　B 巨赤芽球性貧血／67　　C 再生不良性貧血／67
        - D 特発性血小板減少性紫斑病（ITP）／67　　E 播種性血管内凝固（DIC）／67
        - F 急性白血病／67　　G 慢性白血病／67　　H 悪性リンパ腫／67

　　　　I　骨髄腫／67
　5）内分泌・代謝疾患 …………………………………………………………………………… 67
　　　　A　先端巨大症、下垂体性巨人症／67
　　　　B　成長ホルモン分泌不全性低身長症／64　　C　尿崩症／67
　　　　D　原発性アルドステロン症／67　　E　クッシング（Cushing）症候群／67
　　　　F　アジソン（Addison）病／67　　G　褐色細胞腫／67
　　　　H　バセドウ（Basedow）病／67
　　　　I　甲状腺機能低下症（クレチン症を含む）／67　　J　橋本病／67
　　　　K　糖尿病／67　　L　痛風／68
　6）膠原病 ……………………………………………………………………………………… 68
　　　　A　関節リウマチ／68　　B　全身性エリテマトーデス（SLE）／68
　　　　C　多発性筋炎、皮膚筋炎／68　　D　強皮症（全身性強皮症）／68
　　　　E　ベーチェット（Behçet）病／68
　7）腎・尿路疾患 ……………………………………………………………………………… 68
　　　　A　ネフローゼ症候群／68　　B　腎不全（急性・慢性）／68
　　　　C　膀胱炎／68　　D　腎盂腎炎／68　　E　尿路結石症／68
　　　　F　前立腺肥大症／68　　G　前立腺癌／68
　8）神経系疾患 ………………………………………………………………………………… 68
　　　　A　脳出血／68　　B　脳梗塞／68　　C　くも膜下出血／68
　　　　D　パーキンソン（Parkinson）病／68　　E　重症筋無力症／68
　　　　F　進行性筋ジストロフィー／68　　G　筋萎縮性側索硬化症（ALS）／68
　　　　H　髄膜炎／68　　I　ギラン・バレー（Guillain-Barré）症候群／68
　　　　J　てんかん／68
　　　　K　認知症〔アルツハイマー（Alzheimer）型認知症、血管性認知症〕
　9）環境要因による疾患 ……………………………………………………………………… 68
　　　　A　熱中症／68
　10）その他の疾患 ……………………………………………………………………………… 68
　　　　A　性行為感染症〔エイズ（AIDS）、淋病、梅毒〕／68

外科学概論

1．損傷 ………………………………………………………………………………………… 69
　　　A　損傷／69　　B　凍傷／69　　C　びらん／69　　D　潰瘍／69
　　　E　瘻孔／69　　F　裂傷／69　　G　壊死／69　　H　壊疽／69
　　　I　創傷／69　　J　熱傷／69
2．炎症 ………………………………………………………………………………………… 69
　　　A　定義／69　　B　分類／69　　C　発症のメカニズム／69
　　　D　全身感染症／69　　E　院内感染と術後感染症／69
3．外科的感染症 ……………………………………………………………………………… 69
　　　A　感染の概念／69　　B　菌血症／69　　C　敗血症／69
　　　D　蜂巣炎（蜂窩織炎）／69　　E　膿瘍／69　　F　癤・癰／69
　　　G　丹毒／69　　H　リンパ管炎・リンパ節炎／69　　I　化膿性骨髄炎／69
　　　J　結核／69　　K　梅毒／69　　L　ガス壊疽／70　　M　破傷風／70

N 咬傷（狂犬病含む）／70　　　O 放線菌症／70　　　P その他の真菌症／70
　　　　Q 外科感染症の治療／70
　4．腫瘍 ………………………………………………………………………………………… 70
　　　　A 定義／70　　　B 分類／70　　　C 診断／70　　　D 治療法／70
　5．ショック ……………………………………………………………………………………… 70
　　　　A 定義／70　　B 発生機序による分類／70　　　C 症状／70
　　　　D 応急処置／70　　E 合併症／70
　6．輸血・輸液 …………………………………………………………………………………… 70
　　　　A 輸血・輸液の目的／70　　　B 輸血の適応／70　　　C 輸血の種類／70
　　　　D 不適合輸血／70　　E 副作用／70　　F 輸液／70
　7．滅菌法と消毒法 ……………………………………………………………………………… 70
　　　　A 必要性／70　　　B 種類／70
　8．手術 ………………………………………………………………………………………… 70
　　　　A 患者の病期からみた分類／70　　　B 手術侵襲度からみた分類／70
　　　　C 手術の根治性からみた分類／70　　　D 術式の概念／71
　9．麻酔 ………………………………………………………………………………………… 71
　　　　A 歴史／71　　　B 術前患者管理／71
　　　　C 全身麻酔の概念／71　　　D 局所麻酔の概念／71
　10．移植 ………………………………………………………………………………………… 71
　　　　A 種類／71　　　B 皮膚移植／71　　　C 骨移植／71
　　　　D 臓器移植／71　　E 問題点／71
　11．出血と止血 …………………………………………………………………………………… 71
　　　　A 出血の種類／71　　　B 外出血／71　　　C 内出血／72　　　D 止血法／72
　12．心肺蘇生法（救急法） ……………………………………………………………………… 72
　　　　A 呼吸停止に対する処置／72　　　B 心停止に対する処置／72
　13．頭部・顔面部外傷（救急法） ……………………………………………………………… 72
　　　　A 頭皮の損傷／72　　　B 顔面の損傷／72　　　C 頭蓋冠骨折／72
　　　　D 頭蓋底骨折／72　　　E 脳しんとう／72　　　F 脳挫傷／72
　　　　G 外傷性頭蓋内出血／72
　14．意識障害（救急法） ………………………………………………………………………… 72
　　　　A 分類（ジャパン・コーマ・スケールを含む）／72
　15．けいれん（救急法） ………………………………………………………………………… 72
　　　　A 分類／72
　16．脳卒中（救急法） …………………………………………………………………………… 72
　　　　A 脳出血／72　　　B 脳梗塞／72　　　C くも膜下出血／72
　17．脊柱損傷（救急法） ………………………………………………………………………… 72
　　　　A 脊椎骨折／72　　　B 脊髄損傷／72
　18．胸部外傷（救急法） ………………………………………………………………………… 72
　　　　A 胸壁の損傷／72　　　B 気管・気管支および肺の損傷／72
　　　　C 縦隔内損傷／72
　19．腹部外傷（救急法） ………………………………………………………………………… 72
　　　　A 腹壁の損傷／72　　　B 腹腔内臓器の損傷／72

整形外科学（総論）

1. 整形外科学とは ……………………………………………………………………… 73
    A 意義／73　　B 歴史／73
2. 整形外科診察法 ……………………………………………………………………… 73
    A 姿勢評価／73　　B 体幹と四肢のバランス／73　　C 四肢の計測／73
    D 跛行（異常歩行）／73　　E 関節拘縮と関節強直／73
    F 徒手筋力テスト／73　　G 感覚の診断／73　　H 反射／73
3. 整形外科的検査法 …………………………………………………………………… 73
    A 検査の進め方／73　　B 画像検査／73　　C 骨密度測定／74
    D 電気生理学的検査／74　　E 関節鏡検査／74
4. 整形外科的治療法 …………………………………………………………………… 74
    A 保存療法／74　　B 手術療法／74
5. 骨・関節の損傷 ……………………………………………………………………… 74
    A 骨折総論／74　　B 関節の損傷／74
6. スポーツ整形外科 …………………………………………………………………… 74
    A スポーツ整形外科の位置付け／74　　B スポーツ外傷・障害／74
    C 診療と治療上の基本／74
7. リハビリテーション ………………………………………………………………… 74
    A 運動器疾患のリハビリテーション／74　　B 義肢／75

整形外科学（疾患別各論）

1. 感染性疾患 …………………………………………………………………………… 76
    A 軟部組織感染症／76　　B 骨髄炎／76
    C 化膿性関節炎／76　　D 骨関節結核／76
2. 骨および軟部腫瘍 …………………………………………………………………… 76
    A 骨腫瘍／76　　B 悪性骨腫瘍／76　　C 良性骨腫瘍／76
    D 悪性軟部腫瘍／76　　E 良性軟部腫瘍／76
3. 非感染性軟部・骨関節疾患 ………………………………………………………… 76
    A 関節疾患／76　　B その他の関節炎／77　　C 骨粗鬆症／77
4. 全身性の骨・軟部疾患 ……………………………………………………………… 77
    A 先天性骨系統疾患／77
5. 骨端症 ………………………………………………………………………………… 77
    A 骨端症／77
6. 四肢循環障害 ………………………………………………………………………… 77
    A 末梢動脈疾患／77　　B レイノー症候群／77
    C 深部静脈血栓症／77　　D 静脈瘤／77
7. 神経・筋疾患 ………………………………………………………………………… 78
    A 神経麻痺と絞扼性神経障害／78　　B 腕神経叢の損傷／78
    C 全身性神経・筋疾患／78　　D 脊髄腫瘍／78　　E 脊髄損傷／78

整形外科学（身体部位別疾患各論）

1. 体幹 ··· 79
   - A 手術適応を考慮する頸部の脱臼・骨折／79　　B 頸部の疾患／79
   - C 手術適応を考慮する脊椎の脱臼・骨折／79　　D 胸部の疾患／79
   - E 腰部の疾患／79
2. 肩・肩甲帯 ·· 79
   - A 手術適応を考慮する肩関節・肩甲帯の骨折／79
   - B 手術適応を考慮する上腕骨近位部の骨折／79
   - C 手術適応を考慮する肩関節・肩甲帯の損傷／79
   - D 肩関節・肩甲帯の疾患／80
3. 上腕・肘関節 ··· 80
   - A 手術適応を考慮する上腕骨幹部の骨折／80
   - B 手術適応を考慮する上腕骨遠位部の骨折／80
   - C 手術適応を考慮する肘関節内骨折／80
   - D 手術適応を考慮する上腕部の損傷／80
   - E 骨軟骨障害／80　　F 手術適応を考慮する肘関節部の損傷／80
   - G 肘内障／80　　H 筋腱の損傷／80
4. 前腕 ··· 80
   - A 手術適応を考慮する前腕骨幹部の骨折／80
   - B 手術適応を考慮する前腕の損傷／80
5. 手関節 ··· 80
   - A 手術適応を考慮する手関節の骨折／80　　B 骨関節の疾患／80
   - C 手術適応を考慮する手関節部の損傷／81　　D 腱鞘炎／81
6. 手・手指 ·· 81
   - A 手術適応を考慮する手・手指の骨折／81　　B 手指の変形／81
   - C 手術適応を考慮する手指部の損傷／81　　D 腱鞘炎／81
   - E 拘縮／81　　F 手指の先天異常／81
7. 骨盤・股関節 ··· 81
   - A 手術適応を考慮する骨盤・股関節の骨折・脱臼／81
   - B 骨盤・股関節の疾患／81
8. 大腿・膝関節 ··· 82
   - A 手術適応を考慮する大腿・膝関節の骨折／82
   - B 手術適応を考慮する大腿・膝関節の損傷／82　　C 大腿・膝関節の疾患／82
9. 下腿・足関節 ··· 82
   - A 手術適応を考慮する下腿・足関節の骨折／82
   - B 手術適応を考慮する下腿・足関節の損傷／82　　C 下腿・足関節の疾患／82
10. 足・足趾 ·· 82
    - A 手術適応を考慮する足・足趾の骨折／82　　B 足・足趾の疾患／82
    - C 足の末梢神経障害／83

リハビリテーション医学

1. 概論 …………………………………………………………………………………… 84
    A　リハビリテーションの理念／84
    B　リハビリテーションの対象と障害者の実態／84
    C　障害の階層とアプローチ／84
2. リハビリテーション医学の評価と診断 ………………………………………………… 84
    A　運動学と機能解剖／84　　B　身体所見／84　　C　小児運動発達の評価／84
    D　ADLの評価／84　　E　心理的評価／84　　F　認知症の評価／84
    G　電気生理学的検査／84　　H　画像診断／84　　I　運動失調／84
3. リハビリテーション医学の基礎医学 …………………………………………………… 84
    A　障害学／84　　B　治療学／85
4. リハビリテーション医学の関連職種 …………………………………………………… 85
    A　医師／85　　B　理学療法士／85　　C　作業療法士／85　　D　看護師／85
    E　言語聴覚士／85　　F　臨床心理士／85　　G　医療ソーシャルワーカー／85
    H　義肢装具士／85　　I　介護支援専門員／85
5. リハビリテーション治療技術 …………………………………………………………… 85
    A　理学療法／85　　B　作業療法／85　　C　補装具／85
6. リハビリテーションの実際 ……………………………………………………………… 85
    A　脳卒中／85　　B　パーキンソン（Parkinson）病／85
7. 高齢者のリハビリテーション …………………………………………………………… 85
    A　平均寿命と健康寿命／85　　B　フレイル／86　　C　要介護状態の予防／86
    D　地域リハビリテーション／86　　E　高齢者の自立支援／86
    F　機能訓練指導員／86　　G　機能訓練指導員の知識／86

柔道整復理論（総論）

1. 業務 …………………………………………………………………………………… 87
    A　業務範囲／87　　B　医師との連携／87
2. 運動器損傷の診察 ……………………………………………………………………… 87
    A　医療面接／87　　B　全身の観察／87　　C　病歴聴取／87
    D　患部の観察／87　　E　触診／87　　F　機能的診察／87
    G　計測／87　　H　徒手検査／87
3. 説明と同意 ……………………………………………………………………………… 87
    A　損傷や疾患の説明／87　　B　経過の説明／87
    C　応急的治療の必要性の説明／87　　D　治療法の説明／87
4. 施術前の確認 …………………………………………………………………………… 87
    A　全身状態の確認／87　　B　施術の適否の確認／88
    C　皮膚損傷の有無の確認／88　　D　神経損傷の有無の確認／88
    E　血管損傷の有無の確認／88　　F　臓器損傷の有無の確認／88
5. 痛みの基礎 ……………………………………………………………………………… 88
    A　痛みの種類／88　　B　痛みのメカニズム（運動器）／88
    C　急性痛と慢性痛／88　　D　痛みの評価／88　　E　痛みへのアプローチ／88

6．骨折 …………………………………………………………………………………………… 88
　　A 定義／88　　B 骨のモデリングとリモデリング／88　　C 分類／88
　　D 症状／88　　E 小児骨折・高齢者骨折の特徴／88　　F 治癒経過／88
　　G 治癒に影響を与える因子／89　　H 合併症／89　　I 予後／89

7．脱臼 …………………………………………………………………………………………… 89
　　A 定義／89　　B 分類／89　　C 症状／89　　D 合併症／89
　　E 整復障害／89　　F 予後／89

8．関節の損傷 …………………………………………………………………………………… 89
　　A 関節損傷の概要／89　　B 関節損傷の分類／89　　C 損傷される組織／89
　　D 関節軟骨損傷／89　　E その他の構成組織の損傷／89
　　F 関節拘縮と関節強直／89

9．軟部組織損傷 ………………………………………………………………………………… 89
　　A 筋損傷／89　　B 腱損傷／90　　C 靱帯損傷／90
　　D 末梢神経損傷／90

10．評価・施術録 ………………………………………………………………………………… 90
　　A 評価の目的／90　　B 評価の時期／90　　C 施術録／90

11．初期の施術 …………………………………………………………………………………… 90
　　A 徒手整復の適応／90　　B 整復法／90　　C 整復後の確認／90
　　D 軟部組織損傷の初期処置／90　　E 固定法／90　　F 固定後の確認／90

12．後療法 ………………………………………………………………………………………… 90
　　A 固定の継続／90　　B 手技療法／91　　C 運動療法／91
　　D 物理療法（牽引療法を含む）／91　　E 後療法の適否の確認／91

13．施術終了の判断 ……………………………………………………………………………… 91
　　A 治癒の判断／91　　B 施術を中止する判断／91

14．包帯法 ………………………………………………………………………………………… 91
　　A 包帯各部の名称／91　　B 包帯の種類／91　　C 包帯の巻き方／91
　　D 基本包帯法の種類と適応／91　　E 冠名包帯法の種類と適応／91

15．高齢者の外傷予防 …………………………………………………………………………… 91
　　A 高齢者の外傷予防の知識／91　　B 高齢者の外傷予防訓練の手順／91
　　C 高齢者の外傷予防訓練／92

16．競技者の外傷予防 …………………………………………………………………………… 92
　　A 競技者の外傷予防／92　　B 競技者の外傷予防の実際／92
　　C 種目別外傷予防の実際／92　　D 成長期の外傷予防／92

17．患者安全と施術 ……………………………………………………………………………… 92
　　A 柔道整復施術の適否（臨床上の施術適応判断）／92
　　B 医用画像の理解／92

18．患者支援と施術 ……………………………………………………………………………… 92
　　A 患者の環境に対する支援／92　　B 整復を理解するための支援／92
　　C 固定を理解するための支援／93　　D 後療法を理解するための支援／93
　　E 自己管理に対する支援／93

柔道整復理論（各論・骨折）

1．頭部・体幹 …………………………………………………………………………… 94
 A 頭蓋骨骨折／94 B 上顎骨骨折／94 C 下顎骨骨折／94
 D 頬骨・頬骨弓骨折／94 E 鼻骨骨折／94 F 頸椎骨折／94
 G 胸骨骨折／94 H 肋骨骨折／94 I 胸椎骨折／94
 J 腰椎骨折／94 K 尾骨骨折／94

2．上肢 …………………………………………………………………………………… 94
 A 鎖骨骨折／94 B 肩甲骨骨折／94 C 上腕骨近位部骨折／94
 D 上腕骨骨幹部骨折／94 E 上腕骨遠位部骨折／94
 F 前腕骨近位部骨折／94 G 前腕骨骨幹部骨折／94
 H 前腕骨遠位部骨折／94 I 手根骨骨折／94
 J 中手骨骨折／94 K （手の）指骨骨折／94

3．下肢 …………………………………………………………………………………… 94
 A 骨盤骨骨折／94 B 大腿骨近位部骨折／94 C 大腿骨骨幹部骨折／94
 D 大腿骨遠位部骨折／95 E 膝蓋骨骨折／95 F 下腿骨近位部骨折／95
 G 下腿骨骨幹部骨折／95 H 下腿骨遠位部骨折／95 I 足根骨骨折／95
 J 中足骨骨折／95 K 趾骨骨折／95

柔道整復理論（各論・脱臼および骨折を伴う脱臼）

1．頭部・体幹 …………………………………………………………………………… 96
 A 顎関節脱臼／96 B 頸椎脱臼・脱臼骨折／96
 C 胸鎖関節脱臼／96 D 胸腰椎脱臼・脱臼骨折／96

2．上肢 …………………………………………………………………………………… 96
 A 肩鎖関節脱臼／96 B 肩関節脱臼（反復性肩関節脱臼を含む）／96
 C 肘関節脱臼／96 D 肘関節付近の骨折を伴う脱臼／96 E 肘内障／96
 F 手関節部の脱臼／96 G 手根骨脱臼／96 H 手根中手関節脱臼／96
 I 中手指節関節脱臼／96 J 指節間関節脱臼／96

3．下肢 …………………………………………………………………………………… 96
 A 股関節脱臼／96 B 股関節付近の骨折を伴う脱臼／96
 C 膝関節脱臼／96 D 膝蓋骨脱臼／96 E 足根骨脱臼／96
 F 中足骨脱臼／96 G 中足趾節関節脱臼／96 H 趾節間関節脱臼／96

柔道整復理論（各論・軟部組織損傷―含む捻挫―）

1．頭部・体幹 …………………………………………………………………………… 97
 A 頭部・顔面部の軟部組織損傷／97 B 頸部の軟部組織損傷／97
 C 胸部・背部の軟部組織損傷／97 D 腰部の軟部組織損傷／97

2．上肢 …………………………………………………………………………………… 97
 A 肩関節部の軟部組織損傷／97 B 上腕部の軟部組織損傷／98
 C 肘関節部の軟部組織損傷／98 D 前腕部の軟部組織損傷／98
 E 手関節部・手指部の変形および軟部組織損傷／98

3．下肢 …………………………………………………………………………………… 99
  A　股関節部の軟部組織損傷／99　　B　大腿部の軟部組織損傷／99
  C　膝関節部の軟部組織損傷／99　　D　下腿部の軟部組織損傷／100
  E　足関節部の軟部組織損傷／100　　F　足部・足趾の変形、軟部組織損傷／101

索引／103
参考（柔道整復師国家試験改善検討委員会報告書）／125

【必修問題出題基準】

必修問題

大項目	中項目	小項目
1. 柔道整復師のプロフェッショナリズム	A 柔道整復師と柔道	ア 柔道の歴史 ①創始者、創始年 イ 柔道の理念 ①講道館柔道の目的 ②嘉納治五郎師範の考え・言葉 　a 遺訓 　b 精力善用、自他共栄、尽己竢成、順道制勝 ウ 柔道の教育的効果（礼・精神・道徳・品格）
	B 倫理・コミュニケーション	ア 医療倫理（四原則、ヒポクラテスの誓い） イ 柔道整復師の倫理綱領 ウ 患者中心の医療 エ 患者とのコミュニケーション ①施術者の態度（共感的、理解的、支持的） ②情緒的対応（傾聴、共感、支持、尊重） オ 生活の質（クオリティ・オブ・ライフ） カ ノーマライゼーション
	C 患者の権利	ア 基本的人権 ①平等権、生存権 イ 患者の権利（リスボン宣言） ウ 選択の自由（医療の選択）と自己決定権 エ 患者への説明と同意（インフォームド・コンセント、インフォームド・アセント、セカンドオピニオン） オ プライバシー保護 カ 個人情報の保護 ①個人情報取扱事業者と義務 ②個人情報、個人識別符号、要配慮個人情報
2. 医療の安全	A リスクマネジメント	ア インシデントと報告書 イ アクシデントと報告書 ウ 事故防止対策（ハインリッヒの法則） エ 医療安全支援センターの目的 オ 医療事故調査制度の目的 ①医療事故調査支援センター
	B 医療事故と医療過誤	ア 医療事故 イ 医療過誤 ウ 善管注意義務 エ 債務不履行と不法行為 オ 問われる責任（民事・刑事・行政） カ 使用者責任

大項目	中項目	小項目
		キ 損害賠償・補填対象
3.社会保障と医療経済	A 社会保険制度	ア 国民健康保険法（地域保健） 　①保険者・被保険者、保険給付 イ 健康保険法（被用者保険） 　①種類、保険者・被保険者、保険給付 ウ 後期高齢者医療制度 　①保険者・被保険者、保険給付 エ 労働災害補償保険法 　①保険者・被保険者、保険給付 オ 介護保険法 　①保険者・被保険者、保険給付 カ 公的年金
	B 社会福祉制度	ア 生活保護法 　①目的、扶助種類 イ 老人福祉法 　①老人福祉施設
	C 国民医療費	ア 国民医療費の状況 イ 国民医療費と療養費及び柔道整復師の療養費 ウ 国民医療費の財源 エ 年齢階級別国民医療費
	D 柔道整復師と療養費	ア 療養の給付（現物給付）と療養費（現金給付） イ 療養費の支給条件 ウ 償還払い方式と受領委任払い方式 エ 柔道整復師の施術に係る療養費の受領委任の取扱い 　①施術管理者とその要件 　②施術管理者の療養費の請求 　③受領委任の取扱いで遵守を確約する事項 　　a 施術管理者、勤務柔道整復師の氏名の掲示 　　b 受給資格の確認 　　c 一部負担金の減免・超過 　　d 領収書の交付 　　e 施術録の記載と保存 　④受領委任の取扱い中止 オ 保険取り扱いの心得
4.柔道整復師法 柔道整復師法施行令 柔道整復師法施行規則	A 総則	ア 目的 イ 定義（柔道整復の業、施術所）
	B 免許	ア 概要（効力、有効期限、取り扱い） 　①譲渡・貸与の禁止 イ 要件（その他医療資格を含む） 　①積極的要件、消極的要件（絶対的・相対的事由） 　②欠格事由

大　項　目	中　項　目	小　項　目
		a　治療等の考慮 　　　b　意見の聴取 　ウ　免許取り消し・業務停止、再免許 　　①免許証（免許証明書）返納 　　②不利益処分の救済 　　　a　行政手続法（聴聞・弁明の機会の付与） 　　　b　行政不服審査法（審査請求） 　エ　免許の申請 　　①免許の付与者 　　②柔道整復師名簿 　　　a　免許申請手続きと必要書類 　　　b　登録・免許の付与、登録事項 　　　c　免許証（免許証明書）の交付 　　③名簿の訂正 　　　a　申請手続きと必要書類 　　④登録の消除 　　　a　申請手続きと必要書類 　　　b　届出義務者（死亡、失踪の宣告） 　　　c　免許証（免許証明書）の返納 　　⑤免許証の書換え交付 　　　a　申請手続きと必要書類 　　⑥免許証の再交付 　　　a　申請手続きと必要書類
	C　指定登録・試験機関	ア　登録事務 イ　試験事務 　　①試験の実施者 　　②受験資格 　　③不正行為者の処分（厚生労働大臣と指定試験機関の権限） 　　　a　受験停止、試験無効、期間を定め受験停止 　　　b　通知、報告 　　④合格証書・合格証明書の交付
	D　業	ア　業務 　　①業務独占 　　②医師と柔道整復の業務について イ　外科手術、薬品投与の禁止 　　①医師法違反 　　②薬剤師法違反 ウ　施術の制限 　　①柔道整復師の業務範囲 　　②医師の同意 　　③応急手当 エ　放射線の人体照射 　　①診療放射線技師法違反 オ　守秘義務 　　①親告罪

大項目	中項目	小項目
		カ 都道府県知事の指示
	E 施術所	ア 開設・廃止・休止・再開の届出 　①届出者・届出先、期限 　②届出事項と届出事項の変更 イ 構造設備基準 　①専用施術室・待合室・外気の開放面積 　②施術に用いる器具と手指等消毒設備 ウ 衛生上必要な措置（換気、採光、照明） エ 報告及び検査 　①立入検査の権者、検査項目 　②検査者と身分証明書の携帯義務 　③報告者 　④立入検査の目的 オ 使用制限等 　①使用制限等の理由 　②使用禁止、使用制限、改善命令
	F 雑則	ア 広告の制限 　①広告の定義 　②広告制限を受ける者 　③広告を制限する理由 イ 広告することができる事項 ウ 広告することができない事項 　①技能・施術方法・経歴に関する広告 　②医師法その他医療資格法規の違反となる広告内容 　③医療法違反となる広告内容
	G 罰則	ア 刑罰 イ 柔道整復師法違反による刑罰 　①50万円以下の罰金となる行為 　②30万円以下の罰金となる行為 　③両罰規定が適用される違反
	H 柔道整復師法に係わる法令	ア 政令 イ 省令
5.その他医事法規	A 医師法	ア 医師の任務 イ 業務独占、名称独占 ウ 再教育研修（その他の医療資格含む） エ 臨床研修（その他の医療資格含む） オ 守秘義務（刑法） カ 応招義務等（その他の医療資格含む） キ 無診察治療等の禁止（その他の医療資格含む） ク 保健指導を行う義務 ケ 診療録の記載と保存
	B 保健師助産師看護師法	ア 保健師、助産師、看護師、准看護師の業務 イ 業務独占、名称独占

大項目	中項目	小項目
		ウ 免許を受けた後の資質の向上
	C 診療放射線技師法	ア 診療放射線技師の業務 イ 業務独占、名称独占 ウ 業務上の制限、照射録 　①医師の具体的指示 　②場所の制限
	D 理学療法士及び作業療法士法	ア 理学療法士及び作業療法士の業務 イ 名称独占
	E 薬剤師法	ア 薬剤師の業務 イ 業務独占、名称独占
	F 医療法	ア 目的 イ 医療提供の理念 ウ 医療の担い手の責務（説明と同意の実践） エ 類似名称の使用制限
6. 定型的鎖骨骨折の診察および整復	A 診察	ア 病歴聴取（主訴、受傷原因・肢位、外力の働いた部位） イ 患者の観察（疼痛緩和肢位、患肢保持、歩様、肩幅） ウ 患部の状態（骨折部位、骨片転位、腫脹、限局性圧痛、変形、異常可動性、軋轢音の触知） エ 患肢の運動（頸部、肩関節、肘関節、手関節、指の可動性） オ 運動痛（頸部の運動に伴う痛み、上肢の運動に伴う痛み） カ 骨折有無の判断（類症の否定所見を含む）
	B 血管・神経損傷、その他の合併症の確認	ア 確認時期（整復前、整復後） イ 血管損傷有無の確認（方法、部位、損傷有無の判断） ウ 末梢神経損傷有無の確認（方法、部位、損傷有無の判断） エ その他の合併症の有無
	C 患者の介助	ア 患者移動の介助（患者への指示、移動の補助） イ 姿勢変換の介助（患者への指示、患肢保持、姿勢変換の補助動作） ウ 脱衣の介助（健側からの脱衣、脱衣時の患肢保持）
	D 助手への指示	ア 患者移動時の指示（位置取り、患肢の保持肢位、把握部位） イ 姿勢変換時の指示（位置取り、患肢の保持肢位、把握部位、姿勢変換時に支える部位） ウ 診察時の指示（位置取り、患肢の保持肢位、把握部位）

大項目	中項目	小項目
		エ 整復時の指示（助手の役割、位置取り、患肢の保持肢位、把握部位、牽引方向、圧迫部位・方向、整復後の患肢保持、患者の観察）
	E 整復操作	ア 整復準備（患者の姿勢、術者の立ち位置・姿勢、患肢の肢位、把握部位）
		イ 整復操作（術者の役割、牽引方向、圧迫部位・方向、整復動作の順序）
		ウ 整復の確認（整復音の触知、変形の消失）
		エ 整復操作に伴う患者の状態変化の有無確認
7. 定型的鎖骨骨折の固定	A 固定材料	ア 固定材料の選定（テープ、厚紙副子、リング包帯、腋窩枕子、三角巾、鎖骨バンド）
	B 固定肢位	ア 患者への指示（胸を張った姿勢、頭頸部の肢位）
		イ 患者の姿勢・肢位（整復台を用いた姿勢、坐位姿勢、固定肢位）
	C 患者への説明	ア 固定の目的
		イ 固定の必要性
	D 助手への指示	ア 位置取り
		イ 患肢の肢位
		ウ 把握部位
		エ 患者の観察（全身状態の変化、姿勢・肢位の変化）
	E 固定の手順	ア 固定材料と固定の方法（デゾー包帯、セイヤー絆創膏固定、8字帯固定、リング固定）
		イ 腋窩枕子、局所副子の装着位置
		ウ テープの貼付位置・範囲（骨折部、近位骨片骨折端）
		エ 固定の期間
		オ 固定時の術者の姿勢および動作
		カ 固定に伴う患者の状態変化の有無確認
	F 固定後の確認	ア 固定の緩み
		イ 枕子、局所副子（位置、局所圧迫の有無）
		ウ 二次的血管損傷有無の確認（方法、部位、損傷有無の判断）
		エ 二次的末梢神経損傷有無の確認（方法、部位、損傷有無の判断）
8. 上腕骨外科頸外転型骨折の診察および整復	A 診察	ア 病歴聴取（主訴、受傷原因・肢位、外力の働いた部位）
		イ 患者の観察（入室姿勢、患肢保持、歩様）
		ウ 患部の状態（骨折部位、骨片転位、腫

大項目	中項目	小項目
		脹、限局性圧痛、変形、異常可動性、軋轢音の触知） エ 患肢の運動（頸部、肩関節、肘関節、手関節、指の可動性） オ 運動痛（頸部の運動に伴う痛み、上肢の運動に伴う痛み） カ 骨折有無の判断（類症の否定所見を含む）
	B 血管・神経損傷、その他の合併症の確認	ア 確認時期（整復前、整復後） イ 血管損傷有無の確認（方法、部位、損傷有無の判断） ウ 末梢神経損傷有無の確認（方法、部位、損傷有無の判断） エ その他の合併症の有無
	C 患者の介助	ア 患者移動の介助（患者への指示、移動の補助） イ 姿勢変換の介助（患者への指示、患肢保持、姿勢変換の補助動作） ウ 脱衣の介助（健側からの脱衣、脱衣時の患肢保持）
	D 助手への指示	ア 患者移動時の指示（位置取り、患肢の保持肢位、把握部位） イ 姿勢変換時の指示（位置取り、患肢の保持肢位、把握部位、姿勢変換時に支える部位） ウ 診察時の指示（位置取り、患肢の保持肢位、把握部位） エ 整復時の指示（助手の役割、位置取り、患肢の保持肢位、把握部位、牽引方向、圧迫部位・方向、整復後の患肢保持、患者の観察）
	E 整復操作	ア 整復準備（患者の姿勢、術者の立ち位置・姿勢、患肢の肢位、把握部位） イ 整復操作（術者の役割、牽引方向、圧迫部位・方向、整復動作の順序） ウ 整復の確認（整復音の触知、変形の消失） エ 整復操作に伴う患者の状態変化の有無確認
9.上腕骨骨幹部三角筋付着部より遠位骨折の固定	A 固定材料	ア 固定材料の選定（ミッデルドルフ金属副子、ギプス等シーネ、厚紙副子、包帯、枕子、三角巾）
	B 固定肢位	ア 患者への指示 イ 患者の姿勢・肢位（坐位姿勢、上腕70〜80°外転位、肘関節90°屈曲、前腕中間位、手関節中間位）
	C 患者への説明	ア 固定の目的

大項目	中項目	小項目
		イ 固定の必要性
	D 助手への指示	ア 位置取り イ 患肢の肢位 ウ 把握部位 エ 患者の観察（全身状態の変化、姿勢・肢位の変化）
	E 固定の手順	ア 固定材料と固定の方法（金属副子、三角副子固定、ギプス等シーネ固定） イ 枕子、局所副子の装着位置 ウ 固定範囲（肩関節からMP関節手前） エ 固定の期間 オ 固定時の術者の姿勢および動作 カ 固定に伴う患者の状態変化の有無確認
	F 固定後の確認	ア 固定の緩み イ 枕子、局所副子（位置、局所圧迫の有無） ウ 二次的血管損傷有無の確認（方法、部位、損傷有無の判断） エ 二次的末梢神経損傷有無の確認（方法、部位、損傷有無の判断）
10. コーレス(Colles)骨折の診察および整復	A 診察	ア 病歴聴取（主訴、受傷原因・肢位、外力の働いた部位） イ 患者の観察（入室姿勢、患肢保持、歩様） ウ 患部の状態（骨折部位、骨片転位、腫脹、限局性圧痛、変形、異常可動性、軋轢音の触知） エ 患肢の運動（肩関節、肘関節、手関節、指の可動性） オ 運動痛（上肢の運動に伴う痛み） カ 骨折有無の判断（類症の否定所見を含む）
	B 血管・神経損傷、その他の合併症の確認	ア 確認時期（整復前、整復後） イ 血管損傷有無の確認（方法、部位、損傷有無の判断） ウ 末梢神経損傷有無の確認（方法、部位、損傷有無の判断） エ その他の合併症の有無
	C 患者の介助	ア 患者移動の介助（患者への指示、移動の補助） イ 姿勢変換の介助（患者への指示、患肢保持、姿勢変換の補助動作） ウ 脱衣の介助（健側からの脱衣、脱衣時の患肢保持）
	D 助手への指示	ア 患者移動時の指示（位置取り、患肢の保持肢位、把握部位） イ 姿勢変換時の指示（位置取り、患肢の

大項目	中項目	小項目
		保持肢位、把握部位、姿勢変換時に支える部位) ウ 診察時の指示(位置取り、患肢の保持肢位、把握部位) エ 整復時の指示(助手の役割、位置取り、患肢の保持肢位、把握部位、牽引方向、圧迫部位・方向、整復後の患肢保持、患者の観察)
	E 整復操作	ア 整復準備(患者の姿勢、術者の立ち位置・姿勢、患肢の肢位、把握部位) イ 整復操作(術者の役割、牽引方向、圧迫部位・方向、整復動作の順序) ウ 整復の確認(整復音の触知、変形の消失、手指の可動性の改善) エ 整復操作に伴う患者の状態変化の有無確認
11.コーレス(Colles)骨折の固定	A 固定材料	ア 固定材料の選定(金属副子、ギプス等シーネ、厚紙副子、包帯、枕子、三角巾)
	B 固定肢位	ア 患者への指示 イ 患者の姿勢・肢位(坐位または背臥位姿勢、肘関節90°屈曲、前腕回内、手関節掌尺屈)
	C 患者への説明	ア 固定の目的 イ 固定の必要性
	D 助手への指示	ア 位置取り イ 患肢の肢位 ウ 把握部位 エ 患者の観察(全身状態の変化、姿勢・肢位の変化)
	E 固定の手順	ア 固定材料と固定の方法(金属副子固定、ギプス等シーネ固定) イ 枕子、局所副子の装着位置 ウ 固定範囲(上腕からMP関節手前) エ 固定の期間 オ 固定時の術者の姿勢および動作 カ 固定に伴う患者の状態変化の有無確認
	F 固定後の確認	ア 固定の緩み イ 枕子、局所副子(位置、局所圧迫の有無) ウ 二次的血管損傷有無の確認(方法、部位、損傷有無の判断) エ 二次的末梢神経損傷有無の確認(方法、部位、損傷有無の判断)
12.第5中手骨頸部骨折の固定	A 固定材料	ア 固定材料の選定(アルミ副子、テープ、包帯、枕子、三角巾)

大　項　目	中　項　目	小　項　目
	B　固定肢位	ア　患者への指示 イ　患者の姿勢・肢位（坐位姿勢、手関節軽度背屈、MP関節40〜70°屈曲、PIP・DIP関節軽度屈曲）
	C　患者への説明	ア　固定の目的 イ　固定の必要性
	D　助手への指示	ア　位置取り イ　患肢の肢位 ウ　把握部位 エ　患者の観察（全身状態の変化、姿勢・肢位の変化）
	E　固定の手順	ア　固定材料と固定の方法（アルミ副子固定、テープ固定＋包帯固定） イ　枕子、局所副子の装着位置 ウ　固定範囲（隣接指との固定、前腕遠位から指先） エ　固定の期間 オ　固定時の術者の姿勢および動作 カ　固定に伴う患者の状態変化の有無確認
	F　固定後の確認	ア　固定の緩み イ　枕子（位置、局所圧迫の有無） ウ　二次的血管損傷有無の確認（方法、部位、損傷有無の判断） エ　二次的末梢神経損傷有無の確認（方法、部位、損傷有無の判断）
13．肋骨骨折の固定	A　固定材料	ア　固定材料の選定（厚紙副子、テープ、包帯、晒、バストバンド）
	B　固定肢位	ア　患者への指示（呼吸状態変化時・疼痛増強時の申告） イ　患者の姿勢・肢位（坐位姿勢、呼吸が楽にできる姿勢、疼痛が増強しない姿勢）
	C　患者への説明	ア　固定の目的 イ　固定の必要性
	D　助手への指示	ア　位置取り イ　上肢の保持肢位、患者の姿勢保持の補助 ウ　支える部位 エ　患者の観察（全身状態の変化、姿勢・肢位の変化）
	E　固定の手順	ア　固定材料と固定の方法（厚紙副子、テープ、包帯、晒、バストバンド固定） イ　副子の装着位置等（皮膚に対する前処置、乳頭部の保護、局所副子） ウ　固定範囲（テープの貼付範囲、包帯の被覆範囲）

大　項　目	中　項　目	小　項　目
		エ　固定時の術者の姿勢および動作
		オ　固定に伴う患者の状態変化の有無確認
	F　固定後の確認	ア　固定の緩み
		イ　厚紙副子（位置、患部被覆の有無）
		ウ　呼吸状態変化の有無の確認
		エ　全身状態変化の有無の確認
14. 肩鎖関節上方脱臼の診察および整復	A　診察	ア　病歴聴取（主訴、受傷原因・肢位、外力の働いた部位）
		イ　患者の観察（疼痛緩和肢位、患肢保持、歩様）
		ウ　患部の状態（脱臼部位、転位、腫脹、ピアノキー症状、変形）
		エ　患肢の運動（頸部、肩関節、肘関節、手関節、指の可動性）
		オ　運動痛（頸部の運動に伴う痛み、上肢の運動に伴う痛み）
		カ　脱臼有無の判断（類症の否定所見を含む）
	B　血管・神経損傷、その他の合併症の確認	ア　確認時期（整復前、整復後）
		イ　血管損傷有無の確認（方法、部位、損傷有無の判断）
		ウ　末梢神経損傷有無の確認（方法、部位、損傷有無の判断）
		エ　その他の合併症の有無
	C　患者の介助	ア　患者移動の介助（患者への指示、移動の補助）
		イ　姿勢変換の介助（患者への指示、患肢保持、姿勢変換の補助動作）
		ウ　脱衣の介助（健側からの脱衣、脱衣時の患肢保持）
	D　助手への指示	ア　患者移動時の指示（位置取り、患肢の保持肢位、把握部位）
		イ　姿勢変換時の指示（位置取り、患肢の保持肢位、把握部位、姿勢変換時に支える部位）
		ウ　診察時の指示（位置取り、患肢の保持肢位、把握部位）
		エ　整復時の指示（助手の役割、位置取り、患肢の保持肢位、把握部位、牽引方向、圧迫部位・方向、整復後の患肢保持、患者の観察）
	E　整復操作	ア　整復準備（患者の姿勢、術者の立ち位置・姿勢、患肢の肢位、把握部位）
		イ　整復操作（術者の役割、牽引方向、圧迫部位・方向、整復動作の順序）
		ウ　整復の確認（変形の消失）
		エ　整復操作に伴う患者の状態変化の有無

大項目	中項目	小項目
		確認
15.肩鎖関節上方脱臼の固定	A 固定材料	ア 固定材料の選定（テープ、厚紙副子、包帯、腋窩枕子、三角巾）
	B 固定肢位	ア 患者への指示（胸を張った姿勢、頭頸部の肢位） イ 患者の姿勢・肢位（坐位姿勢、固定肢位）
	C 患者への説明	ア 固定の目的 イ 固定の必要性
	D 助手への指示	ア 位置取り イ 患肢の肢位 ウ 把握部位 エ 患者の観察（全身状態の変化、姿勢・肢位の変化）
	E 固定の手順	ア 固定材料と固定の方法（ロバート・ジョーンズ絆創膏固定、8字帯固定） イ 腋窩枕子、局所副子の装着位置 ウ テープの貼付位置・範囲・走行（鎖骨遠位端部、テープの走行）、三角巾 エ 固定の期間 オ 固定時の術者の姿勢および動作 カ 固定に伴う患者の状態変化の有無確認
	F 固定後の確認	ア 固定の緩み イ 枕子、局所副子（位置、局所圧迫の有無） ウ 二次的血管損傷有無の確認（方法、部位、損傷有無の判断） エ 二次的末梢神経損傷有無の確認（方法、部位、損傷有無の判断）
16.肩関節烏口下脱臼の診察および整復	A 診察	ア 病歴聴取（主訴、受傷原因・肢位、外力の働いた部位） イ 患者の観察（患肢保持、歩様） ウ 患部の状態（脱臼部位、転位、腫脹、骨頭の位置、関節窩の状態、関節の変形、弾発性固定、弾発性固定の肢位） エ 患肢の運動（肩関節、肘関節、手関節、指の可動性） オ 疼痛（持続的な圧迫痛、上肢の運動に伴う痛み） カ 脱臼有無の判断（類症の否定所見を含む）
	B 血管・神経損傷、その他の合併症の確認	ア 確認時期（整復前、整復後） イ 血管損傷有無の確認（方法、部位、損傷有無の判断） ウ 末梢神経損傷有無の確認（方法、部位、損傷有無の判断） エ その他の合併症の有無

大項目	中項目	小項目
	C　患者の介助	ア　患者移動の介助（患者への指示、移動の補助） イ　姿勢変換の介助（患者への指示、患肢保持、姿勢変換の補助動作） ウ　脱衣の介助（健側からの脱衣、脱衣時の患肢保持）
	D　助手への指示	ア　患者移動時の指示（位置取り、患肢の保持肢位、把握部位） イ　姿勢変換時の指示（位置取り、患肢の保持肢位、把握部位、姿勢変換時に支える部位） ウ　診察時の指示（位置取り、患肢の保持肢位、把握部位） エ　整復時の指示（助手の役割、位置取り、患肢の保持肢位、把握部位、牽引方向、圧迫部位・方向、整復後の患肢保持、患者の観察）
	E　整復操作	ア　整復準備（患者の姿勢、術者の立ち位置・姿勢、患肢の肢位、把握部位） イ　整復操作（術者の役割、牽引方向、圧迫部位・方向、整復動作の順序） ウ　整復の確認（整復音の触知、変形の消失、可動性回復、疼痛の軽快） エ　整復操作に伴う患者の状態変化の有無確認
17. 肩関節烏口下脱臼の固定	A　固定材料	ア　固定材料の選定（ギプス等シーネ、厚紙副子、すだれ副子、包帯、腋窩枕子、三角巾）
	B　固定肢位	ア　患者への指示 イ　患者の姿勢・肢位（坐位姿勢、患肢肢位）
	C　患者への説明	ア　固定の目的 イ　固定の必要性
	D　助手への指示	ア　位置取り イ　患肢の肢位 ウ　把握部位 エ　患者の観察（全身状態の変化、姿勢・肢位の変化）
	E　固定の手順	ア　固定材料と固定の方法（局所副子＋包帯固定、装具固定） イ　腋窩枕子、局所副子の装着位置 ウ　固定の範囲・走行（肩関節部、包帯の走行） エ　固定の期間 オ　固定時の術者の姿勢および動作 カ　固定に伴う患者の状態変化の有無確認
	F　固定後の確認	ア　固定の緩み

大項目	中項目	小項目
		イ 枕子、局所副子（位置、局所圧迫の有無）
		ウ 二次的血管損傷有無の確認（方法、部位、損傷有無の判断）
		エ 二次的末梢神経損傷有無の確認（方法、部位、損傷有無の判断）
18. 肘関節後方脱臼の診察および整復	A 診察	ア 病歴聴取（主訴、受傷原因・肢位、外力の働いた部位）
		イ 患者の観察（患肢保持、歩様）
		ウ 患部の状態（脱臼部位、転位、腫脹、肘頭の位置、ヒューター三角の状態、関節の変形、弾発性固定の肢位）
		エ 患肢の運動（肩関節、肘関節、手関節、指の可動性）
		オ 疼痛（持続的な圧迫痛、上肢の運動に伴う痛み）
		カ 脱臼有無の判断（類症の否定所見を含む）
	B 血管・神経損傷、その他の合併症の確認	ア 確認時期（整復前、整復後）
		イ 血管損傷有無の確認（方法、部位、損傷有無の判断）
		ウ 末梢神経損傷有無の確認（方法、部位、損傷有無の判断）
		エ その他の合併症の有無
	C 患者の介助	ア 患者移動の介助（患者への指示、移動の補助）
		イ 姿勢変換の介助（患者への指示、患肢保持、姿勢変換の補助動作）
		ウ 脱衣の介助（健側からの脱衣、脱衣時の患肢保持）
	D 助手への指示	ア 患者移動時の指示（位置取り、患肢の保持肢位、把握部位）
		イ 姿勢変換時の指示（位置取り、患肢の保持肢位、把握部位、姿勢変換時に支える部位）
		ウ 診察時の指示（位置取り、患肢の保持肢位、把握部位）
		エ 整復時の指示（助手の役割、位置取り、患肢の保持肢位、把握部位、牽引方向、圧迫部位・方向、整復後の患肢保持、患者の観察）
	E 整復操作	ア 整復準備（患者の姿勢、術者の立ち位置・姿勢、患肢の肢位、把握部位）
		イ 整復操作（術者の役割、牽引方向、圧迫部位・方向、整復動作の順序）
		ウ 整復の確認（整復音の触知、変形の消失、可動性の回復、疼痛の軽快）

大 項 目	中 項 目	小 項 目
		エ 整復操作に伴う患者の状態変化の有無確認
19.肘関節後方脱臼の固定	A 固定材料	ア 固定材料の選定（金属副子、ギプス等シーネ、厚紙副子、すだれ副子、包帯、枕子、三角巾）
	B 固定肢位	ア 患者への指示 イ 患者の姿勢・肢位（坐位姿勢、患肢肢位）
	C 患者への説明	ア 固定の目的 イ 固定の必要性
	D 助手への指示	ア 位置取り イ 患肢の肢位 ウ 把握部位 エ 患者の観察（全身状態の変化、姿勢・肢位の変化）
	E 固定の手順	ア 固定材料と固定の方法（局所副子＋包帯固定、金属副子固定、ギプス等シーネ固定） イ 枕子、局所副子の装着位置 ウ 固定の範囲・走行（肘関節部、包帯の走行） エ 固定の期間 オ 固定時の術者の姿勢および動作 カ 固定に伴う患者の状態変化の有無確認
	F 固定後の確認	ア 固定の緩み イ 枕子、局所副子（位置、局所圧迫の有無） ウ 二次的血管損傷有無の確認（方法、部位、損傷有無の判断） エ 二次的末梢神経損傷有無の確認（方法、部位、損傷有無の判断）
20.肘内障の診察および整復	A 診察	ア 病歴聴取（主訴、受傷原因・肢位、外力の働いた部位） イ 患者の観察（患肢保持、患肢の使用状況） ウ 患部の状態（損傷部位、患肢の肢位、腫脹、関節の変形、前腕回外運動での抵抗感） エ 患肢の運動（肩関節、肘関節、手関節・指の可動性） オ 疼痛（疼痛の状態、上肢の運動に伴う痛み） カ 損傷有無の判断
	B 血管・神経損傷、その他の合併症の確認	ア 確認時期（整復前、整復後） イ 血管損傷有無の確認（方法、部位、損傷有無の判断） ウ 末梢神経損傷有無の確認（方法、部位、

大項目	中項目	小項目
		損傷有無の判断) エ その他の合併症の有無
	C 患者の介助	ア 患者移動の介助（患者への指示、移動の補助） イ 姿勢変換の介助（患者への指示、患肢保持、姿勢変換の補助動作） ウ 脱衣の介助（健側からの脱衣、脱衣時の患肢保持）
	D 助手または保護者への指示	ア 患者移動時の指示（位置取り、患肢の保持肢位、把握部位） イ 診察時の指示（位置取り、患児体幹の保持） ウ 診察時・整復時の指示（位置取り、患児体幹の保持）
	E 整復操作	ア 整復準備（患者の姿勢、術者の立ち位置・姿勢、患肢の肢位、把握部位） イ 整復操作（圧迫部位・方向、整復動作の順序） ウ 整復の確認（整復音の触知、可動性の回復、疼痛の軽快） エ 整復操作に伴う患者の全身状態変化の有無確認 オ 整復後の患肢の使用状況の確認
21. 示指PIP関節背側脱臼の固定	A 固定材料	ア 固定材料の選定（アルミ副子、テープ、包帯、枕子、三角巾）
	B 固定肢位	ア 患者への指示 イ 患者の姿勢・肢位〔坐位姿勢、手関節軽度背屈、MP・PIP・DIP関節軽度（20～30°）屈曲位〕
	C 患者への説明	ア 固定の目的 イ 固定の必要性
	D 助手への指示	ア 位置取り イ 患肢の肢位 ウ 把握部位 エ 患者の観察（全身状態の変化、姿勢・肢位の変化）
	E 固定の手順	ア 固定材料と固定の方法（アルミ副子固定、テープ固定＋包帯固定） イ 枕子、局所副子の装着位置 ウ 固定範囲（隣接指との固定、前腕遠位から指先） エ 固定の期間 オ 固定時の術者の姿勢および動作 カ 固定に伴う患者の状態変化の有無確認
	F 固定後の確認	ア 固定の緩み イ 枕子、局所副子（位置、局所圧迫の有

大項目	中項目	小項目
		無）
		ウ 二次的血管損傷有無の確認（方法、部位、損傷有無の判断）
		エ 二次的末梢神経損傷有無の確認（方法、部位、損傷有無の判断）
22．肩腱板損傷の診察	A 診察	ア 病歴聴取（主訴、受傷原因・肢位、外力の働いた部位）
		イ 患者の観察（患肢保持、患肢の使用状況）
		ウ 患部の状態（損傷部位、患肢の肢位、腫脹、圧痛、陥凹の触知）
		エ 患肢の運動（肩関節、肘関節、手関節、指の可動性）
		オ 疼痛（疼痛の状態、上肢の運動に伴う痛み）
	B 血管・神経損傷、その他の合併症の確認	ア 確認時期（検査前、検査後）
		イ 血管損傷有無の確認（方法、部位、損傷有無の判断）
		ウ 末梢神経損傷有無の確認（方法、部位、損傷有無の判断）
		エ その他の合併症の有無
	C 患者の介助	ア 患者移動の介助（患者への指示、移動の補助）
		イ 姿勢変換の介助（患者への指示、患肢保持、姿勢変換の補助動作）
		ウ 脱衣の介助（健側からの脱衣、脱衣時の患肢保持）
	D 検査手技・動作	ア 検査準備（患者の姿勢、術者の立ち位置・姿勢、患肢の肢位、把握部位）
		イ 検査手技（有痛弧徴候、ドロップアームサイン、インピンジメント徴候）
		ウ 検査（手技、動作順序）
		エ 損傷有無の判断（陽性所見、類症の否定所見）
		オ 検査に伴う患者の全身状態変化の有無確認
		カ 検査後の患肢の使用状況の確認
23．上腕二頭筋長頭腱損傷の診察	A 診察	ア 病歴聴取（主訴、受傷原因・肢位、外力の働いた部位）
		イ 患者の観察（患肢保持、患肢の使用状況）
		ウ 患部の状態（損傷部位、患肢の肢位、腫脹、圧痛、陥凹の触知）
		エ 患肢の運動（肩関節、肘関節、手関節、指の可動性）
		オ 疼痛（疼痛の状態、上肢の運動に伴う痛み）

大　項　目	中　項　目	小　項　目
	B　血管・神経損傷、その他の合併症の確認	ア　確認時期（検査前、検査後） イ　血管損傷有無の確認（方法、部位、損傷有無の判断） ウ　末梢神経損傷有無の確認（方法、部位、損傷有無の判断） エ　その他の合併症の有無
	C　患者の介助	ア　患者移動の介助（患者への指示、移動の補助） イ　姿勢変換の介助（患者への指示、患肢保持、姿勢変換の補助動作） ウ　脱衣の介助（健側からの脱衣、脱衣時の患肢保持）
	D　検査手技・動作	ア　検査準備（患者の姿勢、術者の立ち位置・姿勢、患肢の肢位、把握部位） イ　検査手技（ヤーガソンテスト、スピードテスト、エルボーフレクションテスト） ウ　検査（手技、動作順序） エ　損傷有無の判断（陽性所見、類症の否定所見） オ　検査に伴う患者の全身状態変化の有無確認 カ　検査後の患肢の使用状況の確認
24．大腿部打撲・肉ばなれ、大腿四頭筋、ハムストリングスの診察	A　診察	ア　病歴聴取（主訴、受傷原因・肢位、外力の働いた部位） イ　患者の観察（歩行状態、歩行姿勢、患肢の使用状況） ウ　患部の状態（損傷部位、患肢の肢位、腫脹、圧痛、陥凹の触知） エ　患肢の運動（股関節、膝関節、足関節・趾の可動性） オ　疼痛（疼痛の状態、下肢の運動に伴う痛み）
	B　血管・神経損傷、その他の合併症の確認	ア　確認時期（検査前、検査後） イ　血管損傷有無の確認（方法、部位、損傷有無の判断） ウ　末梢神経損傷有無の確認（方法、部位、損傷有無の判断） エ　その他の合併症の有無
	C　患者の介助	ア　患者移動の介助（患者への指示、移動の補助） イ　姿勢変換の介助（患者への指示、患肢保持、姿勢変換の補助動作） ウ　脱衣の介助（健側からの脱衣、脱衣時の患肢保持）
	D　検査手技・動作	ア　検査準備（患者の姿勢、術者の立ち位置・姿勢、患肢の肢位、把握部位）

大項目	中項目	小項目
		イ 検査手技（疼痛誘発検査） ウ 検査（手技、動作順序） エ 損傷有無の判断（陽性所見、類症の否定所見） オ 検査に伴う患者の全身状態変化の有無確認 カ 検査後の患肢の使用状況の確認
25.膝関節側副靱帯損傷の診察	A 診察	ア 病歴聴取（主訴、受傷原因・肢位、外力の働いた部位） イ 患者の観察（歩行状態、歩行姿勢、患肢の使用状況） ウ 患部の状態（損傷部位、患肢の肢位、腫脹、圧痛、膝関節動揺感） エ 患肢の運動（股関節、膝関節、足関節、趾の可動性） オ 疼痛（疼痛の状態、下肢の運動に伴う痛み）
	B 血管・神経損傷、その他の合併症の確認	ア 確認時期（検査前、検査後） イ 血管損傷有無の確認（方法、部位、損傷有無の判断） ウ 末梢神経損傷有無の確認（方法、部位、損傷有無の判断） エ その他の合併症の有無
	C 患者の介助	ア 患者移動の介助（患者への指示、移動の補助） イ 姿勢変換の介助（患者への指示、患肢保持、姿勢変換の補助動作） ウ 脱衣の介助（健側からの脱衣、脱衣時の患肢保持）
	D 検査手技・動作	ア 検査準備（患者の姿勢、術者の立ち位置・姿勢、患肢の肢位、把握部位） イ 検査手技（側方動揺検査） ウ 検査（手技、動作順序） エ 損傷有無の判断（陽性所見、類症の否定所見） オ 検査に伴う患者の全身状態変化の有無確認 カ 検査後の患肢の使用状況の確認
26.膝関節十字靱帯損傷の診察	A 診察	ア 病歴聴取（主訴、受傷原因・肢位、外力の働いた部位） イ 患者の観察（歩行状態、歩行姿勢、患肢の使用状況） ウ 患部の状態（損傷部位、患肢の肢位、腫脹、圧痛、膝関節動揺感、膝崩れ現象） エ 患肢の運動（股関節、膝関節、足関節、趾の可動性）

大項目	中項目	小項目
		オ 疼痛（疼痛の状態、下肢の運動に伴う痛み）
	B 血管・神経損傷、その他の合併症の確認	ア 確認時期（検査前、検査後） イ 血管損傷有無の確認（方法、部位、損傷有無の判断） ウ 末梢神経損傷有無の確認（方法、部位、損傷有無の判断） エ その他の合併症の有無
	C 患者の介助	ア 患者移動の介助（患者への指示、移動の補助） イ 姿勢変換の介助（患者への指示、患肢保持、姿勢変換の補助動作） ウ 脱衣の介助（健側からの脱衣、脱衣時の患肢保持）
	D 検査手技・動作	ア 検査準備（患者の姿勢、術者の立ち位置・姿勢、患肢の肢位、把握部位） イ 検査手技（ラックマンテスト、前方引き出し検査・後方引き出し（押込み）検査、ピボットシフトテスト、サグサイン、Nテスト） ウ 検査（手技、動作順序） エ 損傷有無の判断（陽性所見、類症の否定所見） オ 検査に伴う患者の全身状態変化の有無確認 カ 検査後の患肢の使用状況の確認
27．膝関節半月板損傷の診察	A 診察	ア 病歴聴取（主訴、受傷原因・肢位、外力の働いた部位） イ 患者の観察（歩行状態、歩行姿勢、患肢の部位） ウ 患部の状態（損傷部位、患肢の肢位、腫脹、圧痛、ロッキング、膝崩れ現象） エ 患肢の運動（股関節、膝関節、足関節、趾の可動性） オ 疼痛（疼痛の状態、下肢の運動に伴う痛み）
	B 血管・神経損傷、その他の合併症の確認	ア 確認時期（検査前、検査後） イ 血管損傷有無の確認（方法、部位、損傷有無の判断） ウ 末梢神経損傷有無の確認（方法、部位、損傷有無の判断） エ その他の合併症の有無
	C 患者の介助	ア 患者移動の介助（患者への指示、移動の補助） イ 姿勢変換の介助（患者への指示、患肢保持、姿勢変換の補助動作） ウ 脱衣の介助（健側からの脱衣、脱衣時

大 項 目	中 項 目	小 項 目
	D 検査手技・動作	ア 検査準備（患者の姿勢、術者の立ち位置・姿勢、患肢の肢位、把握部位） イ 検査手技（マックマレーテスト、圧迫アプライテスト、ワトソンジョーンズテスト、ステインマンテスト） ウ 検査（手技、動作順序） エ 損傷有無の判断（陽性所見、類症の否定所見） オ 検査に伴う患者の全身状態変化の有無確認 カ 検査後の患肢の使用状況の確認
28. 膝関節内側側副靱帯損傷の固定	A 固定材料	ア 固定材料の選定（金属副子、ギプス等シーネ、厚紙副子、テープ、包帯、枕子）
	B 固定肢位	ア 患者への指示（背臥位または座位姿勢） イ 患者の姿勢・肢位（背臥位または座位姿勢、膝関節軽度屈曲位）
	C 患者への説明	ア 固定の目的 イ 固定の必要性
	D 助手への指示	ア 位置取り イ 患肢の肢位 ウ 把握部位 エ 患者の観察（全身状態の変化、姿勢・肢位の変化）
	E 固定の手順	ア 固定材料と固定の方法（金属副子固定、厚紙副子固定、テープ固定、ギプス等シーネ固定） イ 枕子の装着位置（褥瘡および神経損傷の予防枕子） ウ 固定肢位（膝関節軽度屈曲位） エ 固定の範囲・走行（大腿近位部から下腿遠位部または足MP関節、テープの走行、包帯の走行） オ 固定の期間 カ 固定時の術者の姿勢および動作 キ 固定に伴う患者の状態変化の有無確認
	F 固定後の確認	ア 固定の緩み イ 枕子・局所副子（位置、局所圧迫の有無） ウ 二次的血管損傷有無の確認（方法、部位、損傷有無の判断） エ 二次的末梢神経損傷有無の確認（方法、部位、損傷有無の判断）
29. 下腿三頭筋肉ばなれの診察	A 診察	ア 病歴聴取（主訴、受傷原因・肢位、外力の働いた部位） イ 患者の観察（歩行状態、歩行姿勢、患

大項目	中項目	小項目
		肢の使用状況） ウ 患部の状態（損傷部位、患肢の肢位、腫脹、圧痛、陥凹の触知、足関節底屈筋力） エ 患肢の運動（膝関節、足関節、趾の可動性） オ 疼痛（疼痛の状態、下肢の運動に伴う痛み）
	B 血管・神経損傷、その他の合併症の確認	ア 確認時期（検査前、検査後） イ 血管損傷有無の確認（方法、部位、損傷有無の判断） ウ 末梢神経損傷有無の確認（方法、部位、損傷有無の判断） エ その他の合併症の有無
	C 患者の介助	ア 患者移動の介助（患者への指示、移動の補助） イ 姿勢変換の介助（患者への指示、患肢保持、姿勢変換の補助動作） ウ 脱衣の介助（健側からの脱衣、脱衣時の患肢保持）
	D 検査手技・動作	ア 検査準備（患者の姿勢、術者の立ち位置・姿勢、患肢の肢位、把握部位） イ 検査手技（疼痛誘発検査） ウ 検査（手技、動作順序） エ 損傷有無の判断（陽性所見、類症の否定所見） オ 検査に伴う患者の全身状態変化の有無確認 カ 検査後の患肢の使用状況の確認
30. アキレス腱断裂の固定	A 固定材料	ア 固定材料の選定（金属副子、ギプス等シーネ、厚紙副子、すだれ副子、包帯、枕子）
	B 固定肢位	ア 患者への指示（背臥位または腹臥位姿勢） イ 患者の姿勢・肢位（背臥位または腹臥位姿勢、膝関節軽度屈曲位または90°屈曲位、足関節底屈位）
	C 患者への説明	ア 固定の目的 イ 固定の必要性
	D 助手への指示	ア 位置取り イ 患肢の肢位 ウ 把握部位 エ 患者の観察（全身状態の変化、姿勢・肢位の変化）
	E 固定の手順	ア 固定材料と固定の方法（金属副子固定、金属副子＋テープ固定、ギプス等シーネ固定）

大　項　目	中　項　目	小　項　目
		イ　枕子の装着位置（褥瘡予防枕子） ウ　固定の範囲・走行（大腿または下腿近位部から趾先、包帯・テープの走行） エ　固定の期間 オ　固定時の術者の姿勢および動作 カ　固定に伴う患者の状態変化の有無確認
	F　固定後の確認	ア　固定の緩み イ　枕子（位置、局所圧迫の有無） ウ　二次的血管損傷有無の確認（方法、部位、損傷有無の判断） エ　二次的末梢神経損傷有無の確認（方法、部位、損傷有無の判断）
31．足関節外側靱帯損傷の診察	A　診察	ア　病歴聴取（主訴、受傷原因・肢位、外力の働いた部位） イ　患者の観察（歩行状態、歩行姿勢、患肢の使用状況） ウ　患部の状態（損傷部位、患肢の肢位、腫脹、圧痛） エ　患肢の運動（膝関節、足関節、趾の可動性） オ　疼痛（疼痛の状態、下肢の運動に伴う痛み）
	B　血管・神経損傷、その他の合併症の確認	ア　確認時期（検査前、検査後） イ　血管損傷有無の確認（方法、部位、損傷有無の判断） ウ　末梢神経損傷有無の確認（方法、部位、損傷有無の判断） エ　その他の合併症の有無
	C　患者の介助	ア　患者移動の介助（患者への指示、移動の補助） イ　姿勢変換の介助（患者への指示、患肢保持、姿勢変換の補助動作） ウ　脱衣の介助（健側からの脱衣、脱衣時の患肢保持）
	D　検査手技・動作	ア　検査準備（患者の姿勢、術者の立ち位置・姿勢、患肢の肢位、把握部位） イ　検査手技（前方引き出し検査、内反動揺性検査） ウ　検査（手技、動作順序） エ　損傷有無の判断（陽性所見、類症の否定所見） オ　検査に伴う患者の全身状態変化の有無確認 カ　検査後の患肢の使用状況の確認
32．足関節外側靱帯損傷の固定	A　固定材料	ア　固定材料の選定（金属副子、ギプス等シーネ、厚紙副子、テープ、包帯、枕子）

大項目	中項目	小項目
	B 固定肢位	ア 患者への指示（背臥位または座位姿勢） イ 患者の姿勢・肢位（背臥位または座位姿勢、足関節0°位）
	C 患者への説明	ア 固定の目的 イ 固定の必要性
	D 助手への指示	ア 位置取り イ 患肢の肢位 ウ 把握部位 エ 患者の観察（全身状態の変化、姿勢・肢位の変化）
	E 固定の手順	ア 固定材料と固定の方法（金属副子固定、厚紙副子固定、テープ固定、ギプス等シーネ固定） イ 枕子の装着位置（褥瘡予防枕子） ウ 固定肢位 エ 固定の範囲・走行（下腿遠位部から足関節、テープの走行、包帯の走行） オ 固定の期間 カ 固定時の術者の姿勢および動作 キ 固定に伴う患者の全身状態変化の有無確認
	F 固定後の確認	ア 固定の緩み イ 枕子・局所副子（位置、局所圧迫の有無） ウ 二次的血管損傷有無の確認（方法、部位、損傷有無の判断） エ 二次的末梢神経損傷有無の確認（方法、部位、損傷有無の判断）
33. 下腿骨骨幹部骨折の固定	A 固定材料	ア 固定材料の選定（金属副子、ギプス等シーネ、厚紙副子、すだれ副子、包帯、枕子）
	B 固定肢位	ア 患者への指示（背臥位姿勢、膝関節軽度屈曲位、足関節0°〜軽度屈曲位の保持） イ 患者の姿勢・肢位（背臥位姿勢、固定肢位）
	C 患者への説明	ア 固定の目的 イ 固定の必要性
	D 助手への指示	ア 位置取り イ 患肢の肢位 ウ 把握部位 エ 患者の観察（全身状態の変化、姿勢・肢位の変化）
	E 固定の手順	ア 固定材料と固定の方法（金属副子固定、金属副子＋副木固定、ギプス等シーネ固定）

大項目	中項目	小項目
		イ 枕子の装着位置（褥瘡予防枕子） ウ 固定の範囲・走行（大腿近位部から趾先、包帯の走行） エ 固定の期間 オ 固定時の術者の姿勢および動作 カ 固定に伴う患者の全身状態変化の有無確認
	F 固定後の確認	ア 固定の緩み イ 枕子・局所副子（位置、局所圧迫の有無） ウ 二次的血管損傷有無の確認（方法、部位、損傷有無の判断） エ 二次的末梢神経損傷有無の確認（方法、部位、損傷有無の判断）
34.包帯法	A 包帯各部の名称	
	B 包帯の種類	ア 晒・包帯・ギプス・三角巾・テープ イ 単頭帯・多頭帯・腹帯
	C 包帯の巻き方	ア 表巻き・裏巻き イ 包帯の走行
	D 基本包帯法の種類と適応	ア 環行帯 イ 螺旋帯 ウ 蛇行帯 エ 麦穂帯 オ 亀甲帯 カ 折転帯
	E 冠名包帯法の種類と適応	ア デゾー包帯 イ ヴェルポー包帯 ウ ジュール包帯
	F 基本包帯法および冠名包帯法の実施法	ア 包帯の選択 イ 包帯施行時の患者の介助 ウ 患者および助手への指示 エ 包帯施行時の術者の姿勢および動作 オ 包帯の持ち方 カ 包帯の走行 キ 適切な包帯の条件 ク 患者の観察 ケ 二次的損傷の確認

【各試験科目別問題出題基準】

解 剖 学

大 項 目	中 項 目	小 項 目
1.人体解剖学概説	A 解剖学用語	ア 人体の方向と位置を示す用語 イ 人体の区分 ウ 人体各部の名称
	B 細胞	ア 形態 イ 細胞小器官 ウ 細胞周期 エ 細胞分裂
	C 組織	ア 種類と特性 　①上皮組織 　　腺上皮 　②支持組織 　　結合組織 　　軟骨組織 　　骨組織 　　血液 　③筋組織 　④神経組織
	D 器官系（系統）	ア 器官系の分類
	E 人体の発生	ア 生殖細胞 イ 染色体（常染色体、性染色体） ウ 受精 エ 初期発生（各胚葉から分化する主要組織と器官）
2.運動器系	A 骨	ア 形態と構造 イ 生理作用〔生理学から出題〕 ウ 発生と成長
	B 骨の連結	ア 線維性の連結 イ 軟骨性の連結 ウ 滑膜性の連結（狭義の関節） エ 関節の分類 　骨数、運動軸数、関節面の形状
	C 筋	ア 分類、起始・停止 イ 作用〔運動学から出題〕 ウ 補助装置 エ 筋の神経支配
	D 頭部	ア 脳頭蓋・顔面頭蓋の構成 イ 縫合と泉門 ウ 顎関節 エ 頭部の筋 　①顔面筋（表情筋） 　　頭蓋表筋、眼瞼裂周囲の筋、口裂周囲の筋の起始・停止、神経支配 　②咀しゃく筋 　　咬筋、側頭筋、外側翼突筋、内側翼突筋の起始・停止、神経支配

大項目	中項目	小項目
	E 頸部	ア 頸部の筋 　①浅頸筋、外側頸筋、前頸筋、後頸筋の名称 　②胸鎖乳突筋の起始・停止、神経支配 　③斜角筋隙、頸動脈三角、顎下三角
	F 体幹	ア 脊柱を構成する骨の名称とその数 イ 椎骨の基本的構造 ウ 頸椎、胸椎、腰椎、仙骨、尾骨の特徴 エ 脊柱の関節と靭帯 オ 脊柱の全景 　生理的弯曲 カ 胸郭を構成する骨の名称とその数 キ 背部の筋 　①浅背筋 　　僧帽筋、広背筋、大菱形筋、小菱形筋、肩甲挙筋の起始・停止、神経支配 　②深背筋、後頭下筋の名称 ク 胸部の筋 　①浅胸筋 　　大胸筋、小胸筋、鎖骨下筋、前鋸筋の起始・停止、神経支配 　②深胸筋 　　外肋間筋、内肋間筋、最内肋間筋の起始・停止、神経支配 ケ 横隔膜 　①位置、起始・停止、神経支配 　②横隔膜にある孔、通過する器官の名称 コ 腹部の筋 　①前腹筋、側腹筋、後腹筋の名称 　②白線、腹直筋鞘、鼠径管
	G 上肢	ア 上肢の骨 　鎖骨、肩甲骨、上腕骨、橈骨、尺骨、手根骨、中手骨、指骨 イ 上肢の関節と靭帯 　肩鎖関節、胸鎖関節、肩関節、肘関節、上・下橈尺関節、橈骨手根関節、手根間関節、手根中手関節、中手指節関節、近位・遠位指節間関節、手根管 ウ 上肢帯の筋（肩甲部の筋） 　①三角筋、棘上筋、棘下筋、小円筋、大円筋、肩甲下筋の起始・停止、神経支配 　②回旋〔筋〕腱板 エ 上腕の筋 　①屈筋群 　　上腕二頭筋、烏口腕筋、上腕筋の起

大項目	中項目	小項目
	D　静脈	ア　上大静脈とその根 イ　下大静脈とその根 ウ　頭・頸部の静脈 　　硬膜静脈洞を含む エ　上肢の静脈 オ　下肢の静脈 カ　奇静脈 キ　半奇静脈 ク　副半奇静脈 ケ　門〔静〕脈
	E　リンパ系	ア　リンパ本幹 　　胸管、右リンパ本幹 イ　リンパ節の構造、主なリンパ節 ウ　脾臓の外形 　　位置、形、大きさ、重さ エ　脾臓の構造 　　赤脾髄、白脾髄 オ　胸腺の位置と構造
	F　胎児循環	ア　胎盤 イ　臍動脈と臍静脈 ウ　静脈管（アランチウス管） エ　卵円孔 オ　動脈管（ボタロー管）
4.消化器系	A　概説	ア　臓器の一般構造 　　中腔性臓器、実質性臓器 イ　構成する器官
	B　口腔	ア　口腔の区分 　　口腔前庭と固有口腔 イ　口蓋 　　硬口蓋と軟口蓋 ウ　歯 　　構造、種類、乳歯・永久歯 エ　舌 　　区分、舌乳頭、支配神経 オ　口峡 　　構成 カ　唾液腺（口腔腺） 　　①大唾液腺と小唾液腺の名称 　　②大唾液腺の位置、導管の開口部、唾液の性状
	C　咽頭	ア　位置、外形、区分 イ　リンパ咽頭輪（ワルダイエル咽頭輪）
	D　食道	ア　位置、外形、区分 イ　生理的狭窄部 ウ　食道壁の構造
	E　胃	ア　位置、外形、区分 イ　胃壁の構造

大　項　目	中　項　目	小　項　目
		胃腺を含む ウ　胃に分布する血管
	F　小腸	ア　位置、外形、区分 イ　十二指腸の外形、区分、構造 　　①大十二指腸乳頭、小十二指腸乳頭、 　　　総胆管と膵管、副膵管 　　②十二指腸堤筋（トライツ靱帯） ウ　空腸・回腸の外形、区分、構造 　　輪状ヒダ、腸絨毛、パイエル板 エ　小腸壁の構造 　　回盲弁、腸腺を含む オ　小腸に分布する血管
	G　大腸	ア　位置、外形、区分 イ　盲腸・虫垂の位置、長さ、構造 ウ　結腸の区分と構造、特徴 　　結腸膨起、結腸半月ヒダ、結腸ヒモ、 　　腹膜垂 エ　直腸の長さ、各部の名称 オ　大腸壁の構造 カ　肛門、肛門括約筋 キ　大腸に分布する血管
	H　肝臓	ア　位置、外形、重さ、色 イ　各部の名称 ウ　区分 　　右葉、左葉、方形葉、尾状葉 エ　肝門に出入りする器官 オ　肝臓の構造 　　肝小葉 カ　胆嚢の構造 キ　胆汁の分泌経路 ク　肝臓に分布する血管
	I　膵臓	ア　位置、外形、区分 イ　構造 　　外分泌部、内分泌部
	J　腹膜	ア　壁側腹膜、臓側腹膜 イ　腹膜腔 ウ　大網、小網 エ　腹膜後器官
5.呼吸器系	A　概説	ア　構成する器官 イ　上気道、下気道、呼吸部
	B　鼻	ア　外鼻、鼻腔 イ　副鼻腔の名称、位置、開口部
	C　喉頭	ア　喉頭軟骨の種類 イ　喉頭筋 ウ　喉頭腔 　　喉頭の構造、声帯

大項目	中項目	小項目
	D 気管および気管支	ア 気管・気管支の位置と構造 イ 左右の気管支の相違
	E 肺	ア 位置、外形、重さ、色 イ 各部の名称 ウ 肺門に出入りする器官 エ 肺の構造 オ 肺の血管
	F 胸膜	ア 肺胸膜、壁側胸膜、胸膜腔、胸膜洞
	G 縦隔	ア 定義 イ 縦隔の区分と縦隔にある器官
6.泌尿器系	A 概説	ア 構成する器官
	B 腎臓	ア 位置、外形 　①位置（高さ）、外形、大きさ、重さ、色 　②固定（被膜・腎筋膜） イ 腎門に出入りする器官 ウ 腎臓の構造 エ 腎臓の血管
	C 尿管	ア 長さ イ 生理的狭窄部 ウ 尿管壁の構造
	D 膀胱	ア 位置、外形 イ 膀胱壁の構造 　膀胱括約筋、膀胱三角
	E 尿道	ア 長さ 　性差 イ 区分
7.生殖器系	A 概説	ア 構成する器官
	B 男性生殖器	ア 精巣（睾丸）の位置と構造 　精子の発生、セルトリ細胞、間〔質〕細胞（ライディッヒ細胞） イ 精路 　①精巣上体の位置と区分 　②精管 　③精索 ウ 付属生殖腺 　①精嚢の位置と形態 　　分泌物 　②前立腺の位置と形態 　　外腺と内腺、分泌物 　③尿道球腺の位置 　　分泌物 エ 外陰部 　①陰茎の区分と構造 　　尿道海綿体、陰茎海綿体、包皮 　②陰嚢

大項目	中項目	小項目
	C 女性生殖器	ア 卵巣 　①位置、形状、固定、構造 　②卵胞の成熟、排卵、黄体 イ 卵管 　位置、各部の名称 ウ 子宮 　①位置、固定、形態、区分、子宮壁の構造 　②子宮粘膜の周期的変化 エ 腟 　①位置、長さ 　②腟円蓋 オ 外陰部 　大陰唇、小陰唇、陰核、大前庭腺
8.内分泌器系	A 概説	ア 内分泌腺の種類と特徴
	B 下垂体	ア 位置、構造、ホルモン
	C 松果体	ア 位置、構造、ホルモン
	D 甲状腺	ア 位置、構造、ホルモン
	E 上皮小体（副甲状腺）	ア 位置、構造、ホルモン
	F 副腎	ア 位置、構造、ホルモン
	G 膵臓	ア 位置、構造、ホルモン
	H 精巣	ア 位置、構造〔7.生殖器系から出題〕、ホルモン
	I 卵巣	ア 位置、構造〔7.生殖器系から出題〕、ホルモン
9.神経系	A 概説	ア 分類 　①中枢神経系 　②末梢神経系 イ 髄膜 　硬膜、クモ膜、軟膜
	B 脳	ア 区分 イ 脳幹 ウ 終脳 　①位置、形態、区分、機能 　②脳回と脳溝、大脳皮質と大脳髄質、灰白質と白質 　③嗅脳と大脳半球（外套） 　　機能の局在、側脳室 　④大脳〔基底〕核 エ 間脳 　位置、区分、神経核 オ 中脳 　位置、区分、神経核 カ 橋 　位置、区分、神経核 キ 延髄

大項目	中項目	小項目
		位置、神経核、錐体 ク　小脳 　　位置、形態、区分、小脳核 ケ　脳室 　　脳脊髄液の分泌と循環
	C　脊髄	ア　外形、区分 イ　構造および各部の名称
	D　伝導路	ア　上行性伝導路 　①温度覚・痛覚 　②触覚・圧覚 　③深部感覚 イ　下行性伝導路 　①錐体路 　②錐体外路
	E　脳神経	ア　名称 イ　脳神経核 ウ　脳神経の頭蓋底通過部、分布、作用
	F　脊髄神経	ア　分類 　　頸神経、胸神経、腰神経、仙骨神経、尾骨神経 イ　脊髄神経叢の構成と枝 　　頸神経叢、腕神経叢、腰神経叢、仙骨神経叢、陰部神経叢、尾骨神経叢 ウ　走行、分布、作用
	G　自律神経	ア　分類 イ　交感神経 　　起始、走行、分布、作用 ウ　副交感神経 　　起始、走行、分布、作用
10.感覚器系	A　外皮	ア　皮膚の構造 イ　皮膚に付属する角質器 　　毛、爪 ウ　皮膚腺 　　汗腺、脂腺、乳腺 エ　触覚、圧覚、温度覚、痛覚の感覚受容器
	B　視覚器	ア　眼球の構造 イ　眼球付属器 　　眼瞼、結膜、涙器、外眼筋 ウ　視覚の伝導路
	C　聴覚器、平衡覚器	ア　外耳 　　耳介、外耳道 イ　中耳 　　鼓膜、鼓室、耳小骨、耳管 ウ　内耳 　　骨迷路（前庭、骨半規管、蝸牛）、膜迷

大項目	中項目	小項目
		路 エ 聴覚・平衡覚の伝導路
	D 味覚器	ア 味蕾の位置と構造 イ 味覚神経 ウ 味覚の伝導路
	E 嗅覚器	ア 位置と構造 イ 嗅覚の伝導路
11.体表解剖	A 体表区分	ア 頭、顔、頸、体幹、体肢（上肢、下肢）〔1-A 解剖学用語から出題〕 イ 人体区分線
	B 骨格	ア 体表より触れる骨・骨の部分・関節裂隙
	C 筋	ア 体表より触れる筋・腱
	D 脈管	ア 体表より拍動を触れる動脈 　浅側頭動脈、顔面動脈、総頸動脈、腋窩動脈、上腕動脈、橈骨動脈、大腿動脈、足背動脈、後脛骨動脈 イ 皮静脈
	E 神経	ア 末梢神経の圧痛点〔一般臨床医学から出題〕
	F 顔面	ア 顔貌の観察 　目、耳、鼻、口
	G 外皮	ア 身体の部位による相違
	H 生体計測	〔リハビリテーション医学から出題〕
12.人体の正常構造の画像	A 骨・関節・軟部組織	ア エックス線単純撮影 イ エックス線CT検査 ウ MRI検査 エ 超音波検査

生 理 学

大項目	中項目	小項目
1.総論	A 細胞の構造と機能	ア 細胞膜 イ 核 ウ 細胞内小器官
	B 組織	ア 種類
	C 機能系と器官	ア 系統、器官とその機能
	D 生体の恒常性（ホメオスタシス）	ア 内部環境 イ フィードバック
	E 細胞膜を介した物質の移動	ア 輸送 　拡散、浸透、ろ過、受動輸送、能動輸送
	F 体液の区分と組成	ア 体液区分と水分バランス イ イオン組成 ウ 浸透圧と体液量の調節 エ 酸塩基平衡の調節
2.筋の生理	A 骨格筋	ア 構造
	B 筋収縮	ア 仕組み イ エネルギー供給 ウ 筋線維のタイプと疲労 エ 単収縮、収縮の加重と強縮 オ 筋収縮の様式（等尺性収縮、等張性収縮） カ 横断面積・長さと張力の関係 キ 筋電図 ク 心筋 ケ 平滑筋
3.神経の生理	A 神経信号の伝達	ア 構成要素 イ 静止膜電位・活動電位 ウ 興奮の伝導 エ シナプス伝達 オ 神経伝達物質と受容体
	B 神経系の構成	ア 中枢神経系 イ 末梢神経系
	C 内臓機能の調節	ア 自律神経系（交感神経と副交感神経） イ 自律神経系の構成 ウ 自律神経系の調節 エ 内臓反射の経路
	D 脳の高次機能	ア 構造 イ 大脳皮質の機能局在 ウ 連合野の統合機能 エ 睡眠と覚醒 オ 脳波でみる睡眠 カ 学習と記憶
4.運動の生理	A 運動に関係する中枢神経	ア 脊髄、脳幹、小脳、大脳基底核、大脳皮質

大項目	中項目	小項目
		イ 錐体路、錐体外路
	B 運動ニューロンと運動単位	ア 運動ニューロンと筋の接続
	C 反射と反射弓	ア 筋紡錘とゴルジ腱器官 イ 伸張反射、γ運動ニューロン ウ 誘発筋電図（M波、H波） エ 複雑な反射
	D 姿勢と歩行の調節	ア 姿勢反射 イ 歩行 ウ 脳幹によるその他の反射
	E 高次運動機能	ア 一次運動野 イ 運動前野、補足運動野 ウ 大脳基底核 エ 小脳 オ 運動関連脳部位間の接続
5.感覚の生理	A 感覚の一般的な特性	ア 感覚の分類 イ 感覚受容器 ウ 感覚の順応
	B 視覚	ア 視覚像を結ぶ構造と機能 イ 屈折の異常と矯正 ウ 虹彩と瞳孔 エ 網膜 オ 視覚伝導路 カ 色覚 キ 視力と視野
	C 聴覚	ア 音の特性 イ 聴覚器官の構造 ウ 伝音機構 エ 聴覚の伝導路
	D 平衡感覚	ア 前庭器官の構造 イ 平衡感覚の伝導路
	E 味覚	ア 味覚の種類 イ 味覚受容器 ウ 味覚の伝導路
	F 嗅覚	ア 嗅覚の受容器 イ 嗅覚の伝導路
	G 皮膚感覚	ア 皮膚感覚受容器の種類 イ 皮膚感覚受容器の分布 ウ 温度覚・痛覚、触覚・圧覚の伝導路
	H 深部感覚	ア 深部感覚の受容器 イ 深部感覚の伝導路
	I 内臓感覚	
	J 痛覚	ア 原因による痛みの分類 イ 発生部位による痛みの分類 ウ 発痛物質

大項目	中項目	小項目
		エ 痛覚の抑制システム
6.内分泌	A 内分泌腺とホルモン	ア 内分泌腺の種類 イ ホルモンの分類 ウ ホルモン分泌の調節 エ ホルモンの作用
	B ホルモンの種類と作用	ア 視床下部のホルモン イ 下垂体のホルモン 　下垂体の構造、成長ホルモン、甲状腺刺激ホルモン、副腎皮質刺激ホルモン、黄体形成ホルモン、卵胞刺激ホルモン、プロラクチン、バゾプレッシン、オキシトシン ウ 甲状腺のホルモン（カルシトニンを含む） 　合成、分泌調節、生理作用 エ 副甲状腺（上皮小体）のホルモン 　生理作用 オ 副腎皮質のホルモン 　副腎皮質の構造、ホルモンの種類、分泌調節、生理作用 カ 副腎髄質のホルモン 　副腎髄質の構造、ホルモンの種類、分泌調節、生理作用 キ 膵臓のホルモン 　膵島、インスリン、グルカゴン、ソマトスタチン ク 精巣のホルモン 　生理作用、アンドロゲン、精巣機能の調節 ケ 卵巣のホルモン 　エストロゲン、プロゲステロンの生理作用 コ 腎臓のホルモン 　レニン-アンジオテンシン系、エリスロポエチン、ビタミンD
7.生殖	A 性分化	ア 生殖腺・副生殖腺・脳の性分化 イ 思春期における身体の性差
	B 男性生殖器の概要	ア 構造と機能 イ 精子形成 ウ 勃起と射精
	C 女性生殖器の概要	ア 構造と機能 イ 卵巣周期 ウ 月経周期
	D 妊娠と分娩の概要	ア 受精・着床・妊娠 イ 胎盤の形成と機能 ウ 分娩 エ 乳汁分泌

大　項　目	中　項　目	小　項　目
		オキシトシン、プロラクチン
8. 血液	A　成分と組成	ア　血漿 イ　血球
	B　赤血球	ア　構造と機能 イ　ヘモグロビンの役割 ウ　ヘモグロビンの代謝
	C　白血球	ア　構造と機能
	D　血小板	ア　構造と機能
	E　血球の分化	ア　造血と分化
	F　止血	ア　局所的血管収縮 イ　血小板による止血 ウ　凝固系による止血 エ　線維素溶解
	G　血液型	ア　ABO式血液型 イ　Rh式血液型
	H　免疫機能	ア　免疫系器官 イ　免疫系細胞 ウ　生体防御 エ　自然免疫 オ　獲得（適応）免疫
9. 骨の生理	A　骨	ア　構造 イ　形成と成長 ウ　骨形成と骨吸収
	B　カルシウム代謝の調節	ア　副甲状腺（上皮小体）ホルモン イ　カルシトニン ウ　ビタミンD
10. 循環	A　心臓	ア　構造と機能 イ　電気的活動 ウ　心電図 エ　心周期で起こる諸現象
	B　血管	ア　弾性血管系の構造と機能 イ　抵抗血管系の構造と機能 ウ　交換血管系の構造と機能 エ　容量血管系の構造と機能
	C　リンパ系	ア　構造と機能 イ　役割
	D　循環の調節（血圧の調整を含む）	ア　局所性調節 イ　神経性調節 ウ　液性調節 エ　心拍出量とその調節 オ　血圧とその調節
11. 呼吸	A　呼吸器	ア　構造と機能
	B　換気	ア　仕組み（呼吸筋、胸郭、肺胞内圧、胸膜腔内圧） イ　換気量と残気量

大項目	中項目	小項目
		ウ 肺胞換気量と死腔 エ 呼吸筋の仕事量に影響を与える因子
	C ガス交換と運搬	ア 肺でのガス交換 イ 酸素の運搬 ウ 二酸化炭素の運搬
	D 呼吸調節	ア 呼吸の神経支配経路 イ 末梢受容器
12. 尿の生成と排泄	A 腎臓	ア 構造と機能 イ 体液の調整 ウ 酸塩基平衡の調整
	B 尿の生成	ア 糸球体ろ過 イ 尿細管の再吸収 ウ 尿細管の分泌 エ 尿の成分
	C 排尿	ア 排尿反射
13. 栄養と代謝	A 生体の構成成分と栄養素	ア 糖質（炭水化物） イ 蛋白質 ウ 脂質 エ 無機物 オ ビタミン類 カ 水
	B エネルギー代謝の基礎	ア エネルギー代謝の概念 イ ATPの構造と働き ウ 嫌気的代謝 　解糖系、β酸化 エ 好気的代謝 　クエン酸回路（TCA回路）、電子伝達系、酸化的リン酸化反応
	C 栄養素の代謝	ア 糖質の代謝 イ 蛋白質の代謝 ウ 脂質の代謝
	D 食物と栄養	ア エネルギー代謝の測定 イ 特異動的作用
14. 消化と吸収	A 消化器の働き	ア 役割と構成 イ 神経支配
	B 消化管の運動	ア 運動とその調節
	C 消化液の分泌機序	ア 神経性機序と体液性機序 イ 唾液の分泌機序 ウ 胃液の分泌機序
	D 消化	ア 糖質、蛋白質、脂質の消化
	E 吸収	ア 糖質、蛋白質、脂質の吸収
	F 消化管ホルモン	ア 特徴 イ 分泌調節と作用
	G 肝臓と胆道	ア 構造 イ 肝臓の働き

大項目	中項目	小項目
		ウ 胆汁の組成、生理作用 エ 胆道の働き
15.体温とその調節	A 体温	ア 体温 　　直腸温、口腔温、腋窩温 イ 生理的変動 　　概日リズム（日内変動）、年齢、性周期
	B 調節	ア 熱産生と熱放散 イ 体温の調節 ウ うつ熱と発熱 エ 気候馴化
16.高齢者の生理学的特徴・変化	A 細胞、組織の加齢現象	ア 細胞の老化 イ 生体膜および細胞内小器官の変化 ウ 体内水分量の変化
	B 高齢者の生理学的特徴	ア 加齢による臓器機能の変化 イ 高齢期特有の疾患・障害
	C 運動と加齢	ア 歩行機能 イ 平衡機能 ウ 反応時間
17.競技者の生理学的特徴・変化	A 運動と身体発達	ア 発育特性 イ 骨・筋肉系の発育と運動 ウ 呼吸循環系機能と運動 エ 発育期の運動不足・過運動の影響 オ 運動の習熟
	B 競技者の生理学的特徴	ア スポーツおよびトレーニングによる適応 イ 競技者の神経機構の特性 ウ 姿勢調節 エ 眼球運動と姿勢制御

運 動 学

大 項 目	中 項 目	小 項 目
1.運動学の概説	A 運動学の目的	ア 運動学とは イ 運動学の領域と目的 ウ 運動のとらえ方
	B 運動の表し方	ア 運動の表示 　①基本肢位（基本姿勢） 　②運動面と運動軸 　③関節運動の表示
	C 身体運動と力学	ア 身体運動に関する力 　①運動の形 　②ベクトル 　③物体（剛体）に働く力 イ 人体における単一機械構造 　①てこの構造 ウ 運動の法則 　①運動の第1、第2、第3の法則 　②力の単位
2.運動器の構造と機能	A 骨の構造と機能	
	B 関節の構造と機能	
	C 骨格筋の構造と機能	ア 骨格筋の構造 イ 筋収縮の機序 ウ 筋線維の種類 エ 運動単位 オ 神経筋接合部 カ 筋収縮の様態 キ 筋の働き
3.運動の神経機構	A 神経細胞	
	B 末梢神経	
	C 中枢神経	
4.運動感覚	A 感覚と知覚	
	B 運動感覚と運動の制御機構	ア 運動感覚 イ 筋紡錘と腱器官 ウ 筋紡錘のガンマ調節 エ 関節の感覚受容器
5.反射と随意運動	A 反射	ア 反射弓 イ 反射の種類 ウ 反射中枢の部位による分類
	B 連合運動と共同運動	ア 連合運動 イ 共同運動
	C 随意運動	ア 随意運動の発現 イ 運動プログラム ウ 遂行された運動の誤差調節
6.四肢と体幹の運動（筋の作用および神経支配を含む）	A 上肢帯	ア 上肢帯の運動
	B 肩関節	ア 肩関節の運動

大項目	中項目	小項目
運動学	C 肘関節と前腕	ア 肘関節と前腕の運動
	D 手関節と手	ア 手関節と手の運動
	E 股関節	ア 股関節の運動
	F 膝関節	ア 膝関節の運動
	G 足関節と足部	ア 足関節と足部の運動
	H 体幹と脊柱	ア 体幹と脊柱の運動
	I 頸椎	ア 頸椎の運動
	J 胸椎と胸郭	ア 胸椎と胸郭の運動
	K 腰椎、仙椎および骨盤	ア 腰椎、仙椎および骨盤の運動
	L 顔面および頭部	ア 顔面および頭部の運動
7.姿勢	A 姿勢	ア 構えと体位 イ 姿勢の分類
	B 重心	ア 重心点 イ 人体の重心
	C 立位姿勢	ア 立位姿勢の重心線 イ 立位姿勢の安定性
	D 立位姿勢の制御	ア 抗重力筋 イ 立位姿勢保持の神経機構
8.歩行	A 歩行周期	ア 立脚相、遊脚相、同時定着時期
	B 歩行の運動学的分析	ア 重心移動の軌跡 イ 下肢の関節運動 ウ 体節の回旋運動 エ 効率的な歩行を決める要因
	C 歩行の運動力学的分析	ア 床反力、足底圧
	D 歩行時の筋活動	ア 下肢筋群の活動 イ 上肢筋群の活動
	E 走行	
	F 異常歩行	ア 正常歩行の変化、高齢者の歩行 イ 異常歩行の見方 ウ 原因別による異常歩行
9.運動発達	A 神経組織の成熟	
	B 乳幼児期の運動発達	ア 反射・反応 イ 出生後早期にみられる反射 ウ 全身運動 エ 歩行運動 オ 上肢運動の発達
10.運動学習	A 学習	
	B 運動技能と運動能力	ア 運動技能 イ 運動能力
	C 運動技能学習の過程	ア 初期相 イ 中間相

大　項　目	中　項　目	小　項　目
		ウ　最終相
	D　学習曲線	
	E　動機づけ	
	F　学習の転移	
	G　記憶	ア　記憶の分類 イ　記憶と神経機能

病理学概論

大　項　目	中　項　目	小　項　目
1.病理学の意義	A　定義	
	B　方法	ア　病理学研究の材料による分類 イ　病理学における観察方法
2.疾病の一般	A　意義	ア　健康と疾病
	B　分類	ア　先天性疾患 　　遺伝性疾患、非遺伝性疾患 イ　後天性疾患 　　感染症、特発性または本態性疾患、限局性疾患と全身性疾患、器質性疾患と機能性疾患、原発性疾患と続発性疾患、主疾患と合併症
	C　経過、予後、転帰	
	D　症候の意義、分類	ア　病変と症候 イ　病名 ウ　経過、予後、転帰
3.病因	A　一般	ア　主因、誘因（副因）
	B　内因	ア　一般的素因 　　年齢素因、性素因、人種素因、臓器素因 イ　個人的素因 　　体質、異常体質 ウ　遺伝 　　突然変異 エ　内分泌障害 　　下垂体、甲状腺、副甲状腺（上皮小体）、副腎皮質、副腎髄質、膵島 オ　免疫 カ　ストレス
	C　外因	ア　飢餓 イ　栄養障害 　　蛋白質、脂質、糖質、ビタミン類、鉱物（ミネラル）、水 ウ　物理的外因 　　機械的原因、温度、放射線、光線、電気、気圧 エ　化学的外因 　　腐食毒、中毒、環境汚染、内分泌撹乱化学物質、薬品 オ　生物的外因 　　病原微生物、動物寄生体、日和見感染、菌交代現象 カ　医原病
4.退行性病変・代謝障害	A　萎縮	ア　定義 イ　種類 　　生理的萎縮、貧血性萎縮、廃用性萎縮、

大項目	中項目	小項目
		神経性萎縮
	B 変性	ア 定義 イ 分類 　蛋白質変性、脂肪変性、糖原変性、石灰化
	C 代謝障害	ア 尿酸代謝障害 イ カルシウム代謝障害 ウ 色素代謝障害 エ 鉄代謝障害 オ 胆汁色素代謝障害 カ 糖尿病
	D 壊死	ア 定義 イ 分類 　凝固壊死、融解壊死、壊疽 ウ 壊死巣の転帰 エ アポトーシス
	E 老化	ア 加齢と老化 イ 細胞組織の老化 ウ 各臓器の老化
	F 死	ア 死の定義・判定、死後の変化 イ 脳死
5.循環障害	A 充血	ア 定義、原因、結果
	B うっ血	ア 定義、原因 イ 分類 　肺うっ血、肝うっ血、門脈うっ血、下肢のうっ血
	C 虚血	ア 定義、原因、結果
	D 出血	ア 定義 イ 分類 　破綻性出血、漏出性出血 ウ 形状、部位分類 　吐血、喀血、下血、血尿、点状出血、斑状出血、紫斑、血腫、タール便 エ 出血性素因 　血液凝固・血小板・血管壁の異常 オ 播種性血管内凝固症候群（DIC）
	E 血栓、血栓症	ア 定義 イ 血栓形成の原因 ウ 種類 　赤色血栓、白色血栓 エ 運命（転帰） 　血管内腔閉塞、塞栓、再疎通
	F 塞栓、塞栓症	ア 定義 イ 種類 　血栓塞栓、空気塞栓、脂肪塞栓、骨髄塞栓、腫瘍塞栓

大 項 目	中 項 目	小 項 目
		ウ 運命（転帰） 　　梗塞
	G 梗塞	ア 定義 イ 種類 　　虚血性梗塞、出血性梗塞 ウ 運命（転帰）
	H 浮腫（水腫）	ア 定義 イ 成因 　　血管透過性の亢進、毛細管圧の上昇、血液膠質浸透圧の低下、リンパ管閉塞等 ウ 性状 エ 運命（転帰） 　　呼吸障害、脳圧亢進症、線維化
	I 脱水症	ア 水分喪失による脱水症 イ ナトリウム喪失による脱水症
	J 高血圧	ア 高血圧の基準 イ 分類 ウ 合併症
6.進行性病変	A 肥大	ア 定義 イ 分類 　　仮性肥大、作業肥大、代償性肥大
	B 過形成（増殖）	ア 定義
	C 再生	ア 定義 イ 分類 　　生理的再生、病的再生 ウ 再生能
	D 化生	ア 定義 イ 種類
	E 創傷治癒	ア 肉芽組織〔外科学概論から出題〕 イ 瘢痕組織〔外科学概論から出題〕 ウ 骨折の治癒〔柔道整復理論から出題〕
	F 異物の処理	ア 排除 イ 器質化 ウ 被包
7.炎症	A 一般	ア 定義 イ 徴候 ウ 原因 　　病原微生物の感染、物理的・化学的刺激 エ 形態学的変化 　　組織の障害、循環障害と滲出、組織増生、炎症細胞 オ 経過（急性、亜急性、慢性）
	B 分類	ア 変質性炎（実質性炎） イ 滲出性炎

大 項 目	中 項 目	小 項 目
		漿液性炎、カタル性炎、線維素性炎、化膿性炎、出血性炎、壊疽性炎 ウ 増殖性炎 エ 特異性炎 　結核、梅毒、ハンセン（Hansen）病、サルコイドーシス
8.免疫異常・アレルギー	A 免疫の仕組み	ア 抗原、抗体 イ 液性免疫、細胞性免疫 ウ 補体 エ サイトカイン
	B 免疫不全	ア 原発性免疫不全 イ 後天性免疫不全
	C 自己免疫異常	ア 定義 イ 自己免疫疾患 　全身性エリテマトーデス（SLE）、関節リウマチ、全身性硬化症、多発性筋炎、皮膚筋炎、結節性多発性動脈炎、橋本病、シェーグレン（Sjögren）症候群
	D アレルギー	ア Ⅰ型（アナフィラキシー型反応） イ Ⅱ型（細胞傷害型反応） ウ Ⅲ型（免疫複合体型反応） エ Ⅳ型（遅延型反応） オ Ⅴ型（刺激型反応）
9.腫瘍	A 定義	
	B 形態と構造	ア 膨張性（拡張性）増殖、浸潤性増殖 イ 良性腫瘍と悪性腫瘍の違い ウ 腫瘍の色調 エ 腫瘍の硬さ（髄様癌、硬癌）
	C 腫瘍細胞の特色	ア 異型性と分化度 イ 腫瘍細胞骨格 ウ 腫瘍マーカー エ 腫瘍の発生機構 オ TNM分類 カ 前癌性病変、早期癌、進行癌、末期癌 キ 転移 ク 生体への影響（局所、全身）
	D 発生原因	ア がんの外因 　放射線、化学物質、ウイルス イ がんの内因 　遺伝的要因、ホルモン、免疫、栄養、がん抑制遺伝子
	E 腫瘍の分類	ア 組織学的分類 　上皮性腫瘍、非上皮性腫瘍、癌、肉腫 イ 良性上皮性腫瘍 　乳頭腫、腺腫 ウ 良性非上皮性腫瘍

大項目	中項目	小項目
		線維腫、脂肪腫、血管腫、リンパ管腫、平滑筋腫、横紋筋腫、骨腫、軟骨腫、神経鞘腫、神経線維腫
		エ 悪性上皮性腫瘍 　扁平上皮癌、腺癌、移行上皮癌、未分化癌
		オ 悪性非上皮性腫瘍 　白血病、悪性リンパ腫、線維肉腫、脂肪肉腫、平滑筋肉腫、横紋筋肉腫、骨肉腫
	F 主要な癌の病理学的特徴	ア 胃癌 イ 肺癌 ウ 大腸癌 エ 肝癌 オ 腎細胞癌 カ 子宮癌 キ 乳癌 ク 前立腺癌 ケ 小児がん
10.先天性異常	A 遺伝子異常	ア 単因子性遺伝疾患 　伴性劣性遺伝疾患、常染色体優性遺伝疾患、常染色体劣性遺伝疾患 イ 多因子性遺伝疾患
	B 染色体異常	ア 常染色体の異常 　ダウン（Down）症候群、猫鳴き症候群 イ 性染色体の異常 　ターナー（Turner）症候群、クラインフェルター（Klinefelter）症候群
	C 奇形	ア 原因 イ 奇形成立の時期 ウ 種類

衛生学・公衆衛生学

大項目	中項目	小項目
1. 健康の保持増進と疾病予防	A 健康の概念	ア WHOの健康の定義
	B 環境と健康	ア 宿主 イ 病因 ウ 環境 エ 行動
	C 健康増進	ア 健康管理 イ 健康診断 ウ ヘルスプロモーション エ 健康教育 オ 健康日本21（第二次）
	D 疾病予防	ア 予防医学 イ リスク因子 ウ 一次予防・二次予防・三次予防 エ 生活習慣
2. 公衆衛生	A 地域保健・医療	ア 医療計画 イ プライマリヘルスケア ウ ヘルスプロモーション エ 救急・災害医療 オ 地域保健法、健康増進法
	B 疫学	ア 疫学の概念 イ 疫学指標 ウ 統計解析 エ 疫学研究
	C 衛生統計	ア 統計と情報 イ 衛生統計の種類 ウ 主な衛生統計・調査（人口動態統計）（人口静態統計） エ 健康指標 　　罹患率、死亡率、有病率、平均余命
	D 母子保健	ア 母性保健・小児保健 イ 母子保健指標 　　死産率、周産期死亡率、乳児死亡率、妊産婦死亡率 ウ 家族計画 エ 児童虐待 オ 母子保健法、母体保護法、児童虐待の防止等に関する法律
	E 学校保健	ア 学齢期の健康状況、死亡、傷病、体格、体力 イ 学校教育法（保健教育） ウ 学校保健安全法（保健管理） エ 学校において予防すべき感染症
	F 産業保健	ア 意義 イ 職業病 　　物理的環境因子による健康障害、化学

大項目	中項目	小項目
		的な要因による健康障害、作業態様に起因する健康障害 ウ 労働災害 　産業疲労、ストレス、メンタル・ヘルス エ 産業保健対策 　労働基準法、労働安全衛生法、トータル・ヘルスプロモーション・プラン（THP） オ 職場のメンタル・ヘルス対策 カ 職場における健康診断と健康増進
	G 成人保健	ア 意義 イ 主な生活習慣病とその対策 　悪性新生物、心疾患、脳血管障害、高血圧、糖尿病、メタボリックシンドローム
	H 高齢者の保健	ア 加齢と健康状態 イ 日常生活動作（ADL） ウ 生活の質（QOL） エ 閉じこもり 　廃用症候群、認知症 オ 介護予防 カ 高齢者の医療の確保に関する法律 キ 介護保険法
	I 食品衛生	ア 栄養 イ 食品衛生の意義 ウ 食品添加物 エ 食品の管理（保存法） オ 食中毒 　感染型・毒素型、化学物質、自然毒 カ 食品衛生法 キ 食事摂取基準
	J 精神保健	ア 精神障害（精神の病気） イ 精神障害者の対策 　入院、通院、デイケア、社会復帰 ウ 精神的健康の保持 エ 精神保健及び精神障害者福祉に関する法律
	K 衛生行政	ア わが国の行政組織 イ 保健所の業務 ウ 医療・福祉制度
	L 国際保健	ア 国際保健組織（WHO、ILO）
3.感染症	A 感染源	ア 微生物の分類 　細菌、ウイルス、リケッチア、クラミジア、真菌、原虫 イ 寄生虫

大項目	中項目	小項目
	B 感染と発病	ア 感染症対策 イ 感染源、感染経路、感受性 ウ 感染症の予防及び感染症の患者に対する医療に関する法律における感染の類型
	C 免疫	ア 抗原、抗体、予防接種、予防接種法
4.消毒	A 消毒法一般	ア 意義 イ 目的による分類 ウ 条件 　消毒法に望まれる条件、効力を左右する条件 エ 消毒実施上の注意 　患者消毒と予防消毒、消毒の対象
	B 種類と方法	ア 理学的消毒法 　紫外線消毒、焼却法、乾熱滅菌法、低温消毒法、煮沸法、平圧蒸気滅菌法、高圧蒸気滅菌法 イ 化学的消毒法 　消毒剤の種類、消毒剤の作用、消毒剤の使用法
	C 消毒法の応用	ア 手指、皮膚 イ 施術者、施術所 ウ 感染症の予防 　院内感染、MRSA、肝炎ウイルス、AIDS、スタンダード・プリコーション（標準予防策）
5.環境衛生	A 環境と適応	ア 外部環境と内部環境 　最適条件、適応、順化、許容濃度（恕限度）
	B 環境と健康	ア 空気の性状 　正常成分、異常成分 イ 温熱因子 　感覚温度、不快指数、湿球黒球温度指数（WBGT） ウ 気候と健康 　季節と疾病 エ 騒音 オ 振動 カ 放射線 キ 喫煙
	C 住居・衣服と健康	ア 衣服の目的と衛生学的条件 イ 屋内環境 　敷地、構造、広さ、換気、冷暖房、採光、照明
	D 上水、下水	ア 上水道 　水源、浄水、消毒法、水系感染症

大項目	中項目	小項目
		イ 水道法に基づく水質基準 　　窒素化合物、有機水銀、シアン、有機リン、塩素イオン、大腸菌 ウ 下水処理法 　　活性汚泥法、嫌気性処理、浄化槽 エ 下水の排水基準 　　有害重金属、BOD、COD、DO
	E 廃棄物	ア 廃棄物の種類（一般廃棄物、産業廃棄物） イ 廃棄物処理（感染性廃棄物処理）
	F 公害	ア 定義 イ 公害対策と公害の現況 ウ 地球環境 　　フロン、オゾン層破壊、酸性雨、砂漠化、地球温暖化 エ 主な公害 　　水俣病、イタイイタイ病、四日市喘息、ロンドン事件

一般臨床医学

大項目	中項目	小項目
1.診察概論	A 診察の意義	ア 診断への過程
	B 診察の進め方	ア 診察の種類
2.診察各論 　1)医療面接	A 意義と方法	
2)視診	A 意義と方法	
	B 体格と体型	ア 特有な体格・体型と代表的な疾患 　①高身長症 　　下垂体機能亢進症、マルファン（Marfan）症候群 　②低身長症 　　成長ホルモン分泌不全性低身長症、甲状腺機能低下症、軟骨異栄養症、モルキオ（Morquio）症候群、ターナー（Turner）症候群
	C 体位と姿勢	ア 特有な体位・姿勢と代表的な疾患 　①マン・ウェルニッケ（Mann-Wernicke）姿勢 　　脳血管障害 　②前かがみの姿勢 　　パーキンソン（Parkinson）病 　③脊柱側弯姿勢 　　特発性側弯、坐骨神経痛性側弯、姿勢性側弯 　④脊柱後弯姿勢 　　脊椎カリエス、くる病、強直性脊椎炎 　⑤後弓反張 　　破傷風、髄膜炎 　⑥エビ姿勢 　　胆石症、尿管結石 　⑦起坐位 　　気管支喘息、心不全
	D 栄養状態	ア BMI イ 肥満度 ウ 肥満 　単純性肥満、クッシング（Cushing）症候群 エ るいそう（症候性やせ） 　悪液質、糖尿病、甲状腺機能亢進症、神経性食思（欲）不振症、シーハン（Sheehan）症候群、アジソン（Addison）病
	E 意識レベルの評価	ア ジャパン・コーマ・スケール（JCS、3-3-9度方式）
	F 精神状態	ア 意識状態

大　項　目	中　項　目	小　項　目
		傾眠、昏迷、半昏睡、昏睡、失神、せん妄
		イ　知能
		ウ　感情状態
	G　異常運動	ア　けいれん
		てんかん、熱性けいれん、破傷風、テタニー
		イ　不随意運動
		①振戦
		多発性硬化症、ウイルソン（Wilson）病、肝不全、パーキンソン（Parkinson）病、バセドウ（Basedow）病、小脳変性症、本態性振戦
		②舞踏運動
		ハンチントン（Huntington）病、小舞踏病
		③アテトーゼ
		脳性小児麻痺
		④チック
		神経症
		⑤ミオクローヌス
		脳炎
		ウ　麻痺
		①中枢性麻痺
		脳血管障害、仮性球（核上性）麻痺
		②末梢性麻痺
		末梢神経損傷、ギラン・バレー（Guillain-Barré）症候群、球麻痺
		エ　運動失調
		①脊髄性
		②小脳性
		③前庭性
	H　歩行	ア　特有な異常歩行と代表的な疾患
		①分回し歩行（片麻痺歩行）
		脳血管障害
		②はさみ状歩行
		脳性小児麻痺
		③鶏歩（麻痺性歩行）
		腓骨神経麻痺
		④トレンデレンブルグ（Trendelenburg）歩行
		発達性股関節脱臼、中殿筋麻痺
		⑤間欠性跛行
		バージャー（Buerger）病、腰部脊柱管狭窄症、閉塞性動脈硬化症
		⑥突進歩行
		パーキンソン（Parkinson）病
		⑦アヒル歩行

大項目	中項目	小項目
		進行性筋ジストロフィー ⑧随意性跛行 　ペルテス（Perthes）病、小児股関節結核 ⑨失調性歩行（小脳性・脊髄性） ⑩小歩症〔パーキンソン（Parkinson）病〕
	I　皮膚の状態	ア　皮膚の色調の変化と代表的な疾患 　①蒼白 　　貧血、レイノー（Raynaud）現象、ショック 　②チアノーゼ 　　心不全、ファロー（Fallot）四徴症、心臓弁膜症、気管支喘息 　③黄疸 　　溶血性貧血、肝炎、肝癌、肝硬変、胆石症 　④紫斑 　　紫斑病、再生不良性貧血、血友病、骨髄腫、白血病 　⑤紅斑 　　肝硬変、全身性エリテマトーデス（SLE） イ　皮膚の性状の変化と代表的な疾患 　①浮腫 　　腎不全、心不全、肝硬変、クインケ（Quincke）浮腫 　②水疱 　　帯状疱疹、単純性疱疹 　③結節 　　感染性心内膜炎、変形性関節症 　④くも状血管腫 　　肝硬変 　⑤潰瘍 　　ベーチェット（Behçet）病、褥瘡 ウ　爪の異常 　①スプーン状爪 　　鉄欠乏性貧血 　②ばち指 　　先天性心疾患
	J　顔面	ア　特有な顔貌と代表的な疾患 　①仮面様顔貌 　　パーキンソン（Parkinson）病 　②ヒポクラテス（Hippocrates）顔貌 　③満月様顔貌 　　クッシング（Cushing）症候群 イ　特有な眼球、眼瞼、結膜の症状と代表的な疾患

大　項　目	中　項　目	小　項　目
		①眼瞼下垂 　　動眼神経麻痺、重症筋無力症 ②共同偏視 　　脳血管障害 ③眼球突出 　　バセドウ（Basedow）病 ④眼振 　　平衡覚障害、脳血管障害、アルコール中毒 ⑤眼球結膜黄染 　　黄疸 ⑥眼瞼結膜蒼白 　　貧血 ウ　特有な口腔の症状と代表的な疾患 ①コプリック（Koplik）斑 　　麻疹 ②イチゴ舌 　　猩紅熱 ③アフタ 　　ビタミン B_2 欠乏、ベーチェット（Behçet）病 ④単純性ヘルペス 　　口唇ヘルペス ⑤ハンター（Hunter）舌炎 　　悪性貧血
	K　頸部	ア　特有な頸部の形態と代表的な疾患 ①斜頸 　　先天性筋性斜頸、炎症性斜頸等 ②甲状腺腫大 　　バセドウ（Basedow）病、橋本病、甲状腺腫瘍 ③翼状頸 　　ターナー（Turner）症候群
	L　胸部	ア　特有な胸部の形態と代表的な疾患 ①樽状胸 　　慢性閉塞性肺疾患（COPD） ②漏斗胸 　　マルファン（Marfan）症候群 イ　女性化乳房 　　肝硬変
	M　腹部	ア　特有な腹部の形態と代表的な疾患 ①膨隆 　　腹水、卵巣嚢腫、腸閉塞 ②陥凹 　　急性汎発性腹膜炎 ③腹壁静脈の怒張 　　門脈圧亢進症、下大静脈血栓症

大 項 目	中 項 目	小 項 目
		④赤色皮膚線条 　　クッシング（Cushing）症候群
	N　四肢	ア　特有な上肢の形態異常と代表的な疾患 　①猿手 　　　正中神経麻痺 　②鷲手 　　　尺骨神経麻痺 　③下垂手 　　　橈骨神経麻痺 　④スワンネック変形・ボタン穴変形・ 　　手指尺側偏位 　　　関節リウマチ 　⑤ヘバーデン結節 　　　変形性関節症 　⑥鋤手 　　　先端巨大症 　⑦くも状指 　　　マルファン（Marfan）症候群 　⑧ばち指 　　　先天性心疾患 イ　特有な下肢の形態異常と代表的な疾患 　①内反膝・外反膝 　　　くる病 　②尖足 　　　腓骨神経麻痺 　③踵足 　　　脛骨神経麻痺
3）打診	A　意義と方法	
	B　打診音の種類	ア　清音 イ　濁音 ウ　鼓音
	C　胸部	ア　肺野の打診 イ　肺肝境界 ウ　心濁音界
	D　腹部	ア　肝の打診 イ　鼓腸と腹水
4）聴診	A　意義と方法	
	B　肺	ア　呼吸音の種類 イ　異常呼吸音
	C　心臓	ア　正常心音 イ　異常心音の種類 ウ　心雑音 エ　心膜摩擦音
	D　腹部	ア　グル音 イ　血管雑音
5）触診	A　意義と方法	

大項目	中項目	小項目
	B 皮膚	ア 代表的な圧痛点と疾病 　①ボアス（Boas）点 　　胃潰瘍 　②マックバーネ（McBurney）点 　　虫垂炎 イ 皮膚腫瘤、皮下腫瘤
	C 筋	ア 筋の萎縮と代表的な疾患 　筋萎縮性側索硬化症（ALS）、進行性筋ジストロフィー、廃用性萎縮、末梢神経性萎縮
	D 骨・関節	ア 体表から触知できる骨性目標〔解剖学から出題〕 イ 骨折の固有症状〔柔道整復理論から出題〕 ウ 関節部の熱感・圧痛・腫脹
	E 胸部	ア 胸部における結節・腫瘤・圧痛・骨の異常
	F 腹部	ア 主要臓器の触診部位 　胃、小腸、大腸、肝臓、胆囊、膵臓、脾臓、腎臓 イ 筋性防御、反動痛、板状硬、腫瘤
	G リンパ節	ア リンパ節の触知部位 イ リンパ節の腫脹を呈する代表的な疾患 　悪性リンパ腫、リンパ節炎、悪性腫瘍のリンパ節転移
6）生命徴候	A 体温	ア 測定部位 イ 正常体温と異常体温 ウ 発熱と代表的な疾患 エ 微熱の持続と代表的な疾患 　バセドウ（Basedow）病、貧血、結核 オ 低体温と代表的な疾患
	B 血圧	ア 測定方法 イ 血圧の基準 ウ 高血圧の原因 エ 低血圧の原因
	C 脈拍	ア 検脈部位 イ 脈拍異常 　①不整脈 　　心房細動、期外収縮 　②頻脈 　　バセドウ（Basedow）病、貧血 　③徐脈 　　脳圧亢進、スポーツ心臓、迷走神経反射、アダムス・ストークス（Adams-Stokes）症候群 　④速脈

大　項　目	中　項　目	小　項　目
		大動脈弁閉鎖不全症 　⑤遅脈 　　大動脈弁狭窄症 　⑥大脈 　　大動脈弁閉鎖不全症 　⑦小脈 　　大動脈弁狭窄症
	D　呼吸	ア　呼吸リズムの異常と代表的な疾患 　①チェーン・ストークス（Cheyne-Stokes）呼吸 　　心疾患、脳疾患 　②クスマウル（Kussmaul）呼吸 　　糖尿病（昏睡時）、尿毒症 　③ビオー（Biot）呼吸 　　脳圧亢進症 イ　肺胞換気量の異常 　　過換気症候群
7）感覚検査	A　意義	
	B　表在感覚	ア　種類と検査法
	C　深部感覚	ア　種類と検査法 イ　病的意義
8）反射検査	A　意義	
	B　反射の種類	
	C　表在反射	ア　種類 イ　反射中枢 ウ　病的意義
	D　腱反射（深部腱反射）	ア　種類 イ　反射中枢 ウ　病的意義
	E　病的反射	ア　意義 イ　種類 　　バビンスキー（Babinski）反射、オッペンハイム（Oppenheim）反射、チャドック（Chaddock）反射、トレムナー（Trömner）反射、ワルテンベルグ（Wartenberg）反射
	F　クローヌス	ア　定義
	G　自律神経反射	ア　意義 イ　種類 　　瞳孔反射、アシュネル（Aschner）反射、頸動脈洞反射、立毛筋反射 ウ　病的意義
3．生体機能検査	A　心電図	〔生理学から出題〕
	B　脳波	〔生理学から出題〕
	C　筋電図	〔生理学から出題〕

大　項　目	中　項　目	小　項　目
	D 呼吸機能	〔生理学から出題〕
4.主要な疾患 1)消化器疾患	A 食道炎	ア 定義、病因、症状
	B 食道癌	ア 定義、症状、予後
	C 消化性潰瘍（胃・十二指腸潰瘍）	ア 定義、病因、疫学（好発年齢）、症状
	D 胃癌	ア 定義、症状、予後
	E 急性虫垂炎	ア 定義、症状
	F イレウス（腸閉塞）	ア 定義、症状
	G 大腸癌（結腸癌、直腸癌）	ア 定義、症状
	H 潰瘍性大腸炎	ア 定義、症状、鑑別診断〔クローン（Crohn）病〕
	I 虚血性大腸炎	ア 定義、症状
	J 肝炎（急性ウイルス性肝炎、劇症肝炎、慢性肝炎）	ア 定義、病因、分類、症状、予後
	K 肝硬変	ア 定義、病因、症状、合併症
	L 肝癌	ア 定義、病因、症状
	M 胆石症	ア 定義、症状
	N 胆嚢炎	ア 定義、病因、症状
	O 急性膵炎	ア 定義、病因、症状
	P 膵癌	ア 定義、症状、予後
	Q 腹膜炎	ア 定義、病因、症状
2)呼吸器疾患	A かぜ症候群	ア 定義、病因、症状
	B インフルエンザ	ア 定義、病因、症状
	C 急性気管支炎	ア 定義、病因、症状
	D 肺炎	ア 定義、病因、症状
	E 肺結核	ア 定義、病因、疫学、症状
	F 気管支喘息	ア 定義、病因、症状、検査（痰）
	G 慢性閉塞性肺疾患（COPD）	ア 定義、病因、症状
	H 肺血栓塞栓症	ア 定義、病因、症状
	I 肺癌	ア 定義、疫学、症状、合併症
	J 気胸	ア 定義、病因、症状
3)循環器疾患	A 不整脈（心房細動、期外収縮、心室細動、房室ブロック）	ア 定義、病因、症状
	B 心筋梗塞、狭心症	ア 定義、病因、疫学、症状、合併症
	C 心臓弁膜症（僧帽弁狭窄症、僧帽弁閉鎖不全症、大動脈弁狭	ア 定義、病因、症状

大項目	中項目	小項目
	窄症、大動脈弁閉鎖不全症〕	
	D 先天性心疾患〔ファロー（Fallot）四徴症、心房中隔欠損症、心室中隔欠損症〕	ア 定義、症状
	E うっ血性心不全	ア 定義、病因、症状
	F 高血圧症（本態性・二次性）	ア 定義、疫学、症状、予防
	G 大動脈瘤	ア 定義、病因、分類
	H 大動脈解離	ア 定義、症状
	I 閉塞性動脈硬化症	ア 定義、症状
	J 深部静脈血栓症	ア 定義、症状
4) 血液疾患	A 鉄欠乏性貧血	ア 定義、症状
	B 巨赤芽球性貧血	ア 定義、症状
	C 再生不良性貧血	ア 定義、病因、症状
	D 特発性血小板減少性紫斑病（ITP）	ア 定義、症状
	E 播種性血管内凝固（DIC）	ア 定義、病因、症状
	F 急性白血病	ア 定義、分類、症状
	G 慢性白血病	ア 定義、分類、症状
	H 悪性リンパ腫	ア 定義、分類、症状
	I 骨髄腫	ア 定義、症状
5) 内分泌・代謝疾患	A 先端巨大症、下垂体性巨人症	ア 定義、症状
	B 成長ホルモン分泌不全性低身長症	ア 定義、分類
	C 尿崩症	ア 定義、分類
	D 原発性アルドステロン症	ア 定義、症状
	E クッシング（Cushing）症候群	ア 定義、分類、症状
	F アジソン（Addison）病	ア 定義、症状
	G 褐色細胞腫	ア 定義、症状
	H バセドウ（Basedow）病	ア 定義、症状、合併症
	I 甲状腺機能低下症（クレチン症を含む）	ア 定義、症状
	J 橋本病	ア 定義、症状
	K 糖尿病	ア 定義、分類、症状、合併症

大 項 目	中 項 目	小 項 目
	L 痛風	ア 定義、症状
6）膠原病	A 関節リウマチ	ア 定義、症状、合併症
	B 全身性エリテマトーデス（SLE）	ア 定義、症状、合併症
	C 多発性筋炎、皮膚筋炎	ア 定義、症状
	D 強皮症（全身性強皮症）	ア 定義、症状
	E ベーチェット（Behçet）病	ア 定義、症状
7）腎・尿路疾患	A ネフローゼ症候群	ア 定義、病因、症状
	B 腎不全（急性・慢性）	ア 定義、病因、症状、合併症
	C 膀胱炎	ア 定義、症状
	D 腎盂腎炎	ア 定義、症状
	E 尿路結石症	ア 定義、症状
	F 前立腺肥大症	ア 定義、症状
	G 前立腺癌	ア 定義、症状
8）神経系疾患	A 脳出血	ア 定義、病因、疫学、症状
	B 脳梗塞	ア 定義、病因、疫学、症状
	C くも膜下出血	ア 定義、病因、疫学、症状
	D パーキンソン（Parkinson）病	ア 定義、病因、症状
	E 重症筋無力症	ア 定義、病因、症状
	F 進行性筋ジストロフィー	ア 定義、症状
	G 筋萎縮性側索硬化症（ALS）	ア 定義、症状
	H 髄膜炎	ア 定義、分類、症状
	I ギラン・バレー（Guillain-Barré）症候群	ア 定義、症状、予後
	J てんかん	ア 定義、症状
	K 認知症〔アルツハイマー（Alzheimer）型認知症、血管性認知症〕	ア 定義、症状
9）環境要因による疾患	A 熱中症	ア 定義、病因、症状
10）その他の疾患	A 性行為感染症〔エイズ（AIDS）、淋病、梅毒〕	ア 定義、病因、症状

外科学概論

大項目	中項目	小項目
1.損傷	A 損傷	ア 分類 イ 重傷度の判定 ウ 交通外傷
	B 凍傷	ア 程度による分類、治療
	C びらん	ア 概念、原因
	D 潰瘍	ア 概念、原因
	E 瘻孔	ア 概念、原因
	F 裂傷	ア 概念、原因
	G 壊死	ア 概念、原因
	H 壊疽	ア 概念、原因
	I 創傷	ア 肉芽組織、瘢痕組織 イ 治癒形式（一次治癒、二次治癒、三次治癒） ウ 治癒過程 エ 処置と感染予防（洗浄・デブリドマン・ドレッシング）
	J 熱傷	ア 原因と分類 イ 熱傷範囲の診断 ウ 深度 エ 治療および全身管理 オ 合併症 カ 特殊な熱傷（気道熱傷・顔面熱傷・手の熱傷・低温熱傷・電撃症）
2.炎症	A 定義	〔病理学概論から出題〕
	B 分類	〔病理学概論から出題〕
	C 発症のメカニズム	〔病理学概論から出題〕
	D 全身感染症	〔病理学概論から出題〕
	E 院内感染と術後感染症	
3.外科的感染症	A 感染の概念	〔病理学概論から出題〕
	B 菌血症	ア 概念、原因
	C 敗血症	ア 概念、原因
	D 蜂巣炎（蜂窩織炎）	ア 概念、原因、症状
	E 膿瘍	ア 概念、症状
	F 癰（よう）・癤（せつ）	ア 概念、症状
	G 丹毒	ア 概念、症状
	H リンパ管炎・リンパ節炎	ア 概念
	I 化膿性骨髄炎	ア 概念、原因、症状
	J 結核	ア 概念、病理、症状
	K 梅毒	ア 概念、原因、分類、症状

大項目	中項目	小項目
	L ガス壊疽	ア 原因、症状、予後
	M 破傷風	ア 原因、症状、予後
	N 咬傷（狂犬病含む）	ア 原因、症状、予後
	O 放線菌症	ア 概念、原因
	P その他の真菌症	ア 概念
	Q 外科感染症の治療	
4.腫瘍	A 定義	〔病理学概論から出題〕
	B 分類	〔病理学概論から出題〕
	C 診断	ア 症状 イ 診断
	D 治療法	ア 手術療法 イ 放射線療法 ウ 化学療法 エ 内分泌療法 オ 免疫療法 カ 温熱療法
5.ショック	A 定義	
	B 発生機序による分類	ア 循環血液量減少性ショック イ 心原性ショック ウ 血液分布異常性ショック エ 閉塞性ショック
	C 症状	
	D 応急処置	ア 柔道整復師の対応
	E 合併症	
6.輸血・輸液	A 輸血・輸液の目的	
	B 輸血の適応	ア 失血 イ 交差適合試験 ウ 献血者の条件
	C 輸血の種類	ア 全血輸血 イ 赤血球輸血 ウ 血小板輸血
	D 不適合輸血	
	E 副作用	
	F 輸液	ア 概要（適応・輸液薬の種類・機材・経路・副作用）
7.滅菌法と消毒法	A 必要性	
	B 種類	
8.手術	A 患者の病期からみた分類	ア 救急手術 イ 早期手術 ウ 晩期手術（待期手術）
	B 手術侵襲度からみた分類	ア 大手術 イ 小手術
	C 手術の根治性からみ	ア 根治的手術

大項目	中項目	小項目
	た分類	イ 姑息的手術
	D 術式の概念	ア 皮膚切開法 イ 止血術 ウ 縫合法 エ 穿刺術 オ 切開術 カ 切除術 キ 摘出術 ク 切断術 ケ 吻合術
9. 麻酔	A 歴史	
	B 術前患者管理	ア 状態評価 イ 麻酔前投薬 ウ 麻酔と合併症
	C 全身麻酔の概念	ア 吸入麻酔 イ 静脈麻酔
	D 局所麻酔の概念	ア 表面麻酔 イ 浸潤麻酔 ウ 腰椎麻酔 エ 硬膜外麻酔 オ 神経ブロック
10. 移植	A 種類	ア 自家移植 イ 同系移植 ウ 同種移植 エ 異種移植
	B 皮膚移植	ア 遊離植皮術 　表皮植皮、中間層植皮、全層植皮 イ 有茎植皮術 ウ 遊離皮弁
	C 骨移植	〔整形外科学から出題〕
	D 臓器移植	
	E 問題点	ア 組織適合性抗原 イ 拒絶反応 ウ 感染症 エ 脳死判定
11. 出血と止血	A 出血の種類	ア 動脈性出血 イ 静脈性出血 ウ 毛細血管性出血
	B 外出血	ア 開放性出血 イ 鼻出血 ウ 耳出血 エ 喀血 オ 吐血・下血 カ 血尿 キ 性器出血

大項目	中項目	小項目
	C 内出血	ア 胸腔内出血 イ 腹腔内出血 ウ 頭蓋内出血 エ 骨折出血
	D 止血法	ア 機械的止血 イ 物理的止血 ウ 化学的止血
12.心肺蘇生法（救急法）	A 呼吸停止に対する処置	ア 人工呼吸法 　①種類 　②方法
	B 心停止に対する処置	ア 胸骨圧迫 イ AED
13.頭部・顔面部外傷（救急法）	A 頭皮の損傷	ア 原因、症状、合併症
	B 顔面の損傷	ア 原因、症状、合併症
	C 頭蓋冠骨折	ア 原因、症状、合併症
	D 頭蓋底骨折	ア 原因、症状、合併症
	E 脳しんとう	ア 概念、原因、病態生理、症状、診断、救急処置 イ セカンドインパクトシンドローム
	F 脳挫傷	ア 概念、原因、病態生理、症状、診断、救急処置
	G 外傷性頭蓋内出血	ア 概念、原因、分類、症状、診断、救急処置
14.意識障害（救急法）	A 分類（ジャパン・コーマ・スケールを含む）	〔一般臨床医学から出題〕
15.けいれん（救急法）	A 分類	〔一般臨床医学から出題〕
16.脳卒中（救急法）	A 脳出血	ア 概念、原因、症状、救急処置
	B 脳梗塞	ア 概念、原因、症状、救急処置
	C くも膜下出血	ア 概念、原因、症状、救急処置
17.脊柱損傷（救急法）	A 脊椎骨折	〔整形外科学から出題〕
	B 脊髄損傷	〔整形外科学から出題〕
18.胸部外傷（救急法）	A 胸壁の損傷	
	B 気管・気管支および肺の損傷	ア 原因、症状、合併症、救急処置
	C 縦隔内損傷	ア 原因、症状、合併症、救急処置
19.腹部外傷（救急法）	A 腹壁の損傷	
	B 腹腔内臓器の損傷	ア 原因、症状、合併症、救急処置

整形外科学(総論)

大項目	中項目	小項目
1.整形外科学とは	A 意義	ア 整形外科学の役割 イ 整形外科学の内容
	B 歴史	
2.整形外科診察法	A 姿勢評価	ア 立位 イ 起立
	B 体幹と四肢のバランス	ア 身長 イ 体型 ウ 骨格系の所見 エ 骨格系以外の所見
	C 四肢の計測	ア 上肢長〔リハビリテーション医学から出題〕 イ 下肢長〔リハビリテーション医学から出題〕 ウ 上肢周径〔リハビリテーション医学から出題〕 エ 下肢周径〔リハビリテーション医学から出題〕
	D 跛行(異常歩行)	ア 下肢長差による異常歩行 イ 関節拘縮による異常歩行 ウ (先天性)股関節脱臼と内反股による異常歩行 エ 疼痛回避歩行 オ 麻痺性歩行 カ 痙性歩行
	E 関節拘縮と関節強直	ア 関節拘縮 イ 関節強直
	F 徒手筋力テスト	〔リハビリテーション医学から出題〕
	G 感覚の診断	ア 触覚・痛覚〔一般臨床医学から出題〕 イ 二点識別覚(2PD)〔一般臨床医学から出題〕 ウ 温冷覚〔一般臨床医学から出題〕 エ 振動覚〔一般臨床医学から出題〕
	H 反射	ア 深部反射(腱反射)〔一般臨床医学から出題〕 イ 表在反射〔一般臨床医学から出題〕 ウ 病的反射〔一般臨床医学から出題〕
3.整形外科的検査法	A 検査の進め方	
	B 画像検査	ア エックス線検査(単純撮影、コンピュータ断層撮影CT) イ 磁気共鳴画像(MRI) ウ 超音波画像 エ 関節造影検査 オ 血管造影検査 カ 核医学検査

大項目	中項目	小項目
		キ 画像検査の選択
	C 骨密度測定	ア 方法（MD法、DEXA法、QCT法、QUS法） イ 結果の評価法 ウ 診断的意義
	D 電気生理学的検査	ア 筋電図検査（EMG）〔リハビリテーション医学から出題〕 イ 神経伝導速度検査〔リハビリテーション医学から出題〕
	E 関節鏡検査	
4. 整形外科的治療法	A 保存療法	ア 薬物療法 イ 徒手整復法 ウ 牽引療法 エ 固定法
	B 手術療法	ア 皮膚の手術 イ 関節の手術 ウ 腱の手術 エ 神経の手術 オ 骨の手術
5. 骨・関節の損傷	A 骨折総論	ア 骨折の定義と分類 イ 骨折の症状と診断 ウ 骨折の治癒 エ 骨折の治療（持続牽引法による整復、手術による整復固固定法） オ 小児骨折の特徴 カ 開放骨折 キ 疲労骨折と病的骨折 ク 骨折の合併症
	B 関節の損傷	ア 捻挫と靱帯損傷 イ 外傷性脱臼 ウ 繰り返しの脱臼 エ 病的脱臼
6. スポーツ整形外科	A スポーツ整形外科の位置付け	ア 競技スポーツ イ 学校体育等 ウ 市民スポーツ エ 生活習慣病等 オ 障害者スポーツ
	B スポーツ外傷・障害	ア 発生頻度 イ 種目と特徴的な外傷・障害 ウ スポーツ外傷・障害の特殊性
	C 診療と治療上の基本	ア メディカルチェック イ 診療上のポイント ウ リハビリテーション〔リハビリテーション医学から出題〕
7. リハビリテーション	A 運動器疾患のリハビリテーション	〔リハビリテーション医学から出題〕

大項目	中項目	小項目
	B 義肢	〔リハビリテーション医学から出題〕

整形外科学(疾患別各論)

大項目	中項目	小項目
1. 感染性疾患	A 軟部組織感染症	
	B 骨髄炎	ア 急性化膿性骨髄炎(症状、検査、診断、治療) イ 慢性骨髄炎(症状、治療) ウ ブロディ(Brodie)骨膿瘍(概念)
	C 化膿性関節炎	ア 症状、検査、診断、治療
	D 骨関節結核	ア 症状、検査、診断、治療
2. 骨および軟部腫瘍	A 骨腫瘍	ア 好発年齢 イ 好発部位 ウ 画像診断 エ 病理組織診断
	B 悪性骨腫瘍	ア 骨肉腫(概念、症状、検査、診断) イ 軟骨肉腫(概念、エックス線像) ウ ユーイング(Ewing)肉腫(症状、エックス線像) エ 骨髄腫(症状、検査、診断) オ 癌の骨転移(概念、症状、エックス線像)
	C 良性骨腫瘍	ア 骨巨細胞腫(概念、エックス線像) イ 骨軟骨腫(概念、治療) ウ 内軟骨腫(概念、エックス線像、治療) エ 孤立性骨嚢腫(概念、エックス線像、治療) オ 線維性骨異形成(概念、エックス線像)
	D 悪性軟部腫瘍	
	E 良性軟部腫瘍	ア 脂肪腫(概念、症状、検査、診断) イ 血管腫(概念、症状、検査、診断) ウ 神経鞘腫(概念、症状) エ グロームス腫瘍(概念、症状) オ ガングリオン(概念、症状、診断、治療) カ 粉瘤(表皮嚢腫)(概念、症状、治療)
3. 非感染性軟部・骨関節疾患	A 関節疾患	ア 変形性関節症(概念、症状、診断、治療) イ 関節リウマチ・悪性関節リウマチ(概念、症状、診断、治療) ウ 痛風(概念、症状、診断、治療) エ 偽〔性〕痛風と石灰沈着性滑液包炎・石灰沈着性腱炎(概念、症状、治療) オ 血友病性関節症(概念、症状、診断) カ 離断性骨軟骨炎(概念、症状、治療) キ 関節遊離体/関節ねずみ(概念、症状、診断、治療)

大項目	中項目	小項目
	B その他の関節炎	ア 強直性脊椎炎（概念、症状、診断） イ 血清反応陰性脊椎関節症（概念、症状、診断） ウ 掌蹠膿疱症性骨関節炎（概念、症状、診断） エ 神経障害性（神経病性）関節症（概念、症状、診断）
	C 骨粗鬆症	ア 概念、症状、診断、治療 イ 脆弱性骨折
4. 全身性の骨・軟部疾患	A 先天性骨系統疾患	ア 概念、症状、検査 イ 軟骨無形成症（概念、症状、エックス線像） ウ モルキオ（Morquio）病（概念、症状、エックス線像） エ 骨形成不全症（概念、症状、病型分類、エックス線像） オ マルファン（Marfan）症候群（概念、症状） カ 多発性神経線維腫症〔フォン・レックリングハウゼン（von Recklinghausen）病〕（概念、症状） キ くる病（概念、症状、エックス線像） ク 巨人症（概念、症状、エックス線像） ケ 下垂体性小人症（概念、症状、エックス線像）
5. 骨端症	A 骨端症	ア ペルテス（Perthes）病（概念、症状、診断、治療） イ オスグッド・シュラッター（Osgood-Schlatter）病（概念、症状、診断、治療） ウ ブラント（Blount）病（概念、症状、診断） エ 踵骨骨端症〔セーバー（Sever）病〕（概念、症状、診断、治療） オ 月状骨軟化症〔キーンベック（Kienböck）病〕（概念、症状、診断、治療） カ ケーラー（Köhler）病（概念、症状、診断、治療） キ フライバーグ（Freiberg）病（概念、症状、診断、治療）
6. 四肢循環障害	A 末梢動脈疾患	ア 閉塞性動脈硬化症〔一般臨床医学から出題〕
	B レイノー症候群	ア 概念、分類、症状、診断〔一般臨床医学から出題〕
	C 深部静脈血栓症	ア 概念、病因、症状、診断、治療
	D 静脈瘤	ア 概念、症状、診断、治療

大項目	中項目	小項目
7. 神経・筋疾患	A 神経麻痺と絞扼性神経障害	ア 概念、症状、診断、治療 イ 上肢の神経麻痺と絞扼性神経障害〔橈骨神経麻痺、後骨間神経麻痺、正中神経麻痺、手根管症候群、尺骨神経麻痺、肘部管症候群、ギヨン（Guyon）管症候群〕 ウ フォルクマン（Volkmann）拘縮 エ 胸郭出口症候群（概念、症状、原因、治療） オ 下肢の神経麻痺と絞扼性神経障害〔総腓骨神経麻痺、前脛骨コンパートメント症候群、足根管症候群、モートン（Morton）病〕
	B 腕神経叢の損傷	ア 腕神経叢損傷（概念、症状、診断、治療） イ 分娩麻痺（概念、症状、診断、治療）
	C 全身性神経・筋疾患	ア 脳性麻痺（概念、症状） イ 脊髄性小児麻痺（ポリオ）（概念、症状） ウ 筋萎縮性側索硬化症（ALS）（概念、症状）〔一般臨床医学から出題〕 エ 進行性筋ジストロフィー（概念、症状）〔一般臨床医学から出題〕
	D 脊髄腫瘍	ア 概念、症状、診断、治療
	E 脊髄損傷	ア 概念、症状、診断、治療

整形外科学(身体部位別疾患各論)

大項目	中項目	小項目
1.体幹	A 手術適応を考慮する頸部の脱臼・骨折	ア 環軸関節脱臼 イ 環椎骨折〔ジェファーソン（Jefferson）骨折〕 ウ 軸椎歯突起骨折 エ 軸椎関節突起間骨折〔ハングマン（hangman）骨折〕 オ 中・下位頸椎損傷
	B 頸部の疾患	ア 変形性頸椎症（概念、症状、診断、治療） イ 頸椎後縦靱帯骨化症（概念、症状、診断、治療） ウ 筋性斜頸（概念、症状、治療） エ 環軸関節回旋位固定（概念、症状、治療） オ 炎症性斜頸（概念） カ 骨性斜頸（概念）
	C 手術適応を考慮する脊椎の脱臼・骨折	ア 胸椎損傷 イ 胸腰椎移行部損傷 ウ 腰椎損傷
	D 胸部の疾患	ア 胸椎黄色靱帯骨化症（概念、症状） イ シュモール（Schmorl）結節（概念、症状） ウ 脊柱側弯症（概念、症状、診断、治療） エ 結核性脊椎炎（概念、症状、診断） オ 強直性脊椎炎（概念、症状、診断） カ 胸郭の形態異常 　①漏斗胸（概念） 　②鳩胸（概念） 　③ティーツェ（Tietze）病（概念）
	E 腰部の疾患	ア 腰椎椎間板ヘルニア（概念、症状、診断、画像診断法、治療） イ 腰椎分離症（概念、症状、診断、治療） ウ 腰椎（分離）すべり症（概念、症状、診断、治療） エ 変形性腰椎症（概念、症状、診断） オ 腰部脊柱管狭窄症（概念、症状、診断） カ 腰痛症（概念、診断、治療）
2.肩・肩甲帯	A 手術適応を考慮する肩関節・肩甲帯の骨折	ア 烏口突起骨折 イ 肩甲骨関節窩骨折 ウ 鎖骨骨幹部骨折 エ 鎖骨外側端部骨折
	B 手術適応を考慮する上腕骨近位部の骨折	ア 外科頸骨折 イ 大結節骨折 ウ 上腕骨近位骨端線離開
	C 手術適応を考慮する	ア 腱板損傷・腱板断裂

大項目	中項目	小項目
	肩関節・肩甲帯の損傷	イ 肩鎖関節脱臼 ウ 肩関節脱臼
	D 肩関節・肩甲帯の疾患	ア 肩関節周囲炎・五十肩（概念、病因、症状、検査、治療） イ 動揺性肩関節症・肩関節不安定症（概念、診断、治療） ウ 野球肩・スポーツ障害肩 エ 変形性肩関節症・変形性肩鎖関節症
3. 上腕・肘関節	A 手術適応を考慮する上腕骨幹部の骨折	ア 投球骨折 イ 骨幹部粉砕骨折
	B 手術適応を考慮する上腕骨遠位部の骨折	ア 上腕骨顆上骨折 イ 上腕骨内側上顆骨端線離開
	C 手術適応を考慮する肘関節内骨折	ア 上腕骨通顆骨折 イ 上腕骨外顆骨折 ウ 上腕骨小頭骨折 エ 上腕骨遠位端部Y字またはT字型骨折 オ 橈骨頭骨折 カ 橈骨頸部骨折 キ 肘頭骨折 ク 尺骨鉤状突起骨折 ケ 肘頭骨端線離開
	D 手術適応を考慮する上腕部の損傷	ア 上腕二頭筋および腱断裂 イ 上腕三頭筋および腱断裂
	E 骨軟骨障害	ア 上腕骨小頭障害（離断性骨軟骨炎）（概念、検査、治療） イ 変形性肘関節症（概念、症状、治療）
	F 手術適応を考慮する肘関節部の損傷	ア 内側側副靱帯断裂
	G 肘内障	
	H 筋腱の損傷	ア 上腕骨外側上顆炎（テニス肘）（概念、症状、検査、治療） イ 上腕骨内側上顆炎（野球肘）（概念、症状、検査、治療）
4. 前腕	A 手術適応を考慮する前腕骨幹部の骨折	ア 骨幹部骨折 イ モンテギア（Monteggia）骨折
	B 手術適応を考慮する前腕の損傷	ア フォルクマン（Volkmann）拘縮
5. 手関節	A 手術適応を考慮する手関節の骨折	ア 橈骨遠位端骨折 イ 舟状骨骨折
	B 骨関節の疾患	ア キーンベック（Kienböck）病（概念、症状、診断、治療） イ TFCC損傷（概念、症状、診断、治療） ウ ガングリオン（概念、症状、診断、治療）

大項目	中項目	小項目
		エ　マーデルング（Madelung）変形（概念、症状、診断、治療）
	C　手術適応を考慮する手関節部の損傷	ア　指伸筋腱皮下断裂（概念、症状、診断、治療） イ　長母指伸筋腱皮下断裂（概念、症状、診断、治療）
	D　腱鞘炎	ア　ド・ケルバン（de Quervain）病（概念、症状、診断、治療）
6.手・手指	A　手術適応を考慮する手・手指の骨折	ア　ベネット（Bennett）骨折 イ　指節骨骨折
	B　手指の変形	ア　槌指（マレットフィンガー）（概念、症状、診断、治療） イ　スワンネック変形（概念、症状、診断、治療） ウ　ボタン穴変形（概念、症状、診断、治療） エ　ヘバーデン（Heberden）結節（概念、症状、診断、治療）
	C　手術適応を考慮する手指部の損傷	ア　屈筋腱断裂（深指屈筋腱） イ　伸筋腱断裂
	D　腱鞘炎	ア　ばね指（弾発指）（概念、病因、症状、診断、治療）
	E　拘縮	ア　デュピュイトラン（Dupuytren）拘縮（概念、症状、診断、治療）
	F　手指の先天異常	ア　合指症（概念、症状、治療） イ　多指症（概念、症状、治療）
7.骨盤・股関節	A　手術適応を考慮する骨盤・股関節の骨折・脱臼	ア　骨盤骨折 イ　大腿骨頸部骨折 ウ　大腿骨転子部骨折 エ　大腿骨近位骨端線離開、大腿骨頭すべり症（概念、症状、診断、治療） オ　外傷性股関節脱臼
	B　骨盤・股関節の疾患	ア　先天性股関節脱臼（発育性股関節脱臼）と臼蓋形成不全（概念、症状、診断、治療、予後） イ　化膿性股関節炎（概念、診断） ウ　単純性股関節炎（概念、診断） エ　ペルテス（Perthes）病（概念、症状、診断、治療） オ　ばね股（弾発股）（概念、病態、症状、診断、治療、予後） カ　大腿骨頭壊死（概念、症状、診断、治療） キ　変形性股関節症（概念、症状、診断、治療） ク　groin pain 症候群（鼠径部痛）（概念、

大項目	中項目	小項目
		素因）
		ケ 骨盤疲労骨折
		コ 坐骨神経痛（概念）
8.大腿・膝関節	A 手術適応を考慮する大腿・膝関節の骨折	ア 大腿骨骨幹部骨折 イ 膝蓋骨骨折 ウ 大腿骨顆部骨折 エ 脛骨近位端部骨折
	B 手術適応を考慮する大腿・膝関節の損傷	ア 大腿四頭筋損傷 イ 膝側副靱帯損傷 ウ 十字靱帯損傷 エ 半月板損傷
	C 大腿・膝関節の疾患	ア 骨化性筋炎（概念、症状、診断、治療） イ 膝蓋腱炎（ジャンパー膝）（概念、症状、診断、治療） ウ 腸脛靱帯炎（概念、症状、診断、治療） エ 鵞足炎（概念、診断、治療） オ 反復性膝蓋骨脱臼・亜脱臼（概念、診断、治療） カ 有痛性分裂膝蓋骨（概念、診断） キ 内側ヒダ障害（タナ障害）（概念、診断、治療） ク 膝窩嚢胞〔ベイカー（Baker）嚢胞〕（概念、病態、診断） ケ 変形性膝関節症（概念、症状、診断、治療） コ 大腿骨顆部骨壊死（概念、病態、診断） サ 大腿部肉ばなれ（概念、症状、診断、治療）
9.下腿・足関節	A 手術適応を考慮する下腿・足関節の骨折	ア 下腿骨骨幹部骨折 イ 足関節果部骨折
	B 手術適応を考慮する下腿・足関節の損傷	ア コンパートメント症候群 イ アキレス腱断裂 ウ 足関節捻挫
	C 下腿・足関節の疾患	ア 下腿疲労骨折（概念、症状、診断、治療） イ 脛骨過労性骨膜炎（シンスプリント）（概念、症状、診断、治療） ウ アキレス腱周囲炎（概念、症状、診断、治療） エ 足関節衝突性外骨腫症（概念、症状、診断、治療） オ 三角骨障害（概念、症状、診断、治療）
10.足・足趾	A 手術適応を考慮する足・足趾の骨折	ア 踵骨骨折 イ 距骨骨折 ウ 中足骨・足趾骨折
	B 足・足趾の疾患	ア 足の変形（扁平足、凹足、内反足、尖足、踵足）（概念、症状、診断）

大　項　目	中　項　目	小　項　目
		イ　足趾の変形（外反母趾、内反小趾）（概念、症状、診断）
		ウ　有痛性踵骨棘（概念、症状、診断）
		エ　立方骨症候群（概念）
		オ　中足骨疲労骨折（概念、症状、診断）
		カ　種子骨炎・種子骨障害（概念、症状）
	C　足の末梢神経障害	ア　足根管症候群（概念、症状、診断）
		イ　モートン（Morton）病（概念、症状、診断）
		ウ　深腓骨神経麻痺（概念、症状）
		エ　浅腓骨神経麻痺（概念、症状）

リハビリテーション医学

大項目	中項目	小項目
1.概論	A リハビリテーションの理念	ア 語源 イ 成立過程
	B リハビリテーションの対象と障害者の実態	ア 医学的リハビリテーションの対象 イ リハビリテーション医学の対象 ウ 障害児（者）の実態 エ 身体障害児（者）の内訳
	C 障害の階層とアプローチ	ア ICD（国際疾病分類）とICIDH（国際障害分類） イ ICIDHとICF（国際生活機能分類）の違い ウ ICFの構成要素の定義 エ WHODAS2.0 オ 障害へのアプローチ カ 病気と障害の相違
2.リハビリテーション医学の評価と診断	A 運動学と機能解剖	ア 身体計測〔柔道整復理論から出題〕 イ 関節運動と可動域〔柔道整復理論から出題〕
	B 身体所見	〔一般臨床医学から出題〕
	C 小児運動発達の評価	〔運動学から出題〕
	D ADLの評価	ア 身の回り動作と生活関連動作 イ バーセル指数 ウ FIM（機能的自立度評価表）
	E 心理的評価	ア WAIS（ウェクスラー成人知能検査改訂版） イ 心因性疼痛
	F 認知症の評価	ア 軽度認知障害と認知症 イ 中核症状と周辺症状
	G 電気生理学的検査	ア 神経伝導検査の目的 イ 針筋電図の目的 ウ 脳波の目的
	H 画像診断	ア CTによる脳血管障害の診断 イ MRIによる脳血管障害の診断
	I 運動失調	ア 大脳性 イ 小脳性 ウ 深部感覚障害性 エ 前庭性
3.リハビリテーション医学の基礎医学	A 障害学	ア 障害の評価 イ 関節拘縮 ウ 関節の変形 エ 筋萎縮 オ 神経麻痺 カ 痙縮 キ 摂食嚥下障害 ク 高次脳機能障害

大項目	中項目	小項目
		①失語症の定義 ②失認症の定義 ③失行症の定義 ④脳外傷による高次脳機能障害
	B 治療学	ア 障害の受容 イ 廃用症候群 ウ 関節拘縮 エ リンパ浮腫 オ 筋力強化 　①筋収縮の種類と運動効果 　②徒手筋力テストと筋力強化 カ 中枢性麻痺と痙縮 キ 慢性疼痛〔柔道整復理論から出題〕 ク バイオフィードバック ケ 歩行練習 コ 全身運動 サ レクリエーション治療
4.リハビリテーション医学の関連職種	A 医師	
	B 理学療法士	
	C 作業療法士	
	D 看護師	
	E 言語聴覚士	
	F 臨床心理士	
	G 医療ソーシャルワーカー	
	H 義肢装具士	
	I 介護支援専門員	
5.リハビリテーション治療技術	A 理学療法	ア 対象 イ 理学療法の進め方 ウ 理学療法の実際
	B 作業療法	ア 対象 イ 作業療法の進め方 ウ 作業療法の実際
	C 補装具	ア 装具 イ 義肢 ウ 歩行補助具 エ 車いす オ 自助具
6.リハビリテーションの実際	A 脳卒中	ア 分類と特徴 イ 障害 ウ リハビリテーション（時期による治療差異、留意点）
	B パーキンソン（Parkinson）病	
7.高齢者のリハビリ	A 平均寿命と健康寿命	

大項目	中項目	小項目
テーション	B フレイル	ア 加齢と老化 イ 老年症候群 ウ ロコモティブシンドローム（サルコペニアを含む）
	C 要介護状態の予防	
	D 地域リハビリテーション	
	E 高齢者の自立支援	ア ポジショニング イ 車椅子シーティング ウ 口腔ケア エ 栄養状態の改善 オ 閉じこもり予防 カ 認知症高齢者への支援
	F 機能訓練指導員	ア 定義
	G 機能訓練指導員の知識	ア リハビリテーションと機能訓練 イ 機能障害・能力障害・社会的不利 ウ サービス実施手順 エ 評価（ICF） オ 疼痛・姿勢バランスの評価 カ 個別機能訓練実施計画書の作成 キ 利用者状態像の把握 ク リスクマネジメントの手順とリスク対応 ケ ニーズとデマンド コ 褥瘡予防

柔道整復理論（総論）

大項目	中項目	小項目
1.業務	A 業務範囲	
	B 医師との連携	ア 施術の同意 イ 対診
2.運動器損傷の診察	A 医療面接	ア 身だしなみ イ 患者の確認 ウ 言葉遣い エ 共感的態度
	B 全身の観察	ア 姿勢の観察 イ 歩行の観察 ウ 全身状態の観察
	C 病歴聴取	ア 主訴の聴取 イ 発生原因の聴取 ウ 既往歴・家族歴の聴取 エ 生活様式の聴取 オ 障害の状況の聴取 カ 疼痛の部位および出現状況の聴取
	D 患部の観察	ア 診察環境の整備 イ 損傷部にみられる典型的な所見
	E 触診	ア 腫脹・血腫 イ 筋の緊張 ウ 圧痛 エ 変形の触知 オ 熱感 カ 感覚の異常 キ 雑音
	F 機能的診察	ア 可動域制限 イ 動作に伴う疼痛 ウ 異常な動き エ 運動神経の機能 オ トリックモーション
	G 計測	ア 関節可動域 イ 筋力評価 ウ 計測（長さ・周径）
	H 徒手検査	ア 感度の意義 イ 特異度の意義
3.説明と同意	A 損傷や疾患の説明	ア 説明と患者の理解
	B 経過の説明	ア 説明と患者の理解
	C 応急的治療の必要性の説明	ア 説明と患者の同意
	D 治療法の説明	ア 保存療法の概要と適応の説明と患者の理解 イ 手術療法の概要と適応の説明と患者の理解
4.施術前の確認	A 全身状態の確認	ア 確認の目的・必要性

大項目	中項目	小項目
	B 施術の適否の確認	ア 確認の目的・必要性 イ 施術適応となる条件
	C 皮膚損傷の有無の確認	ア 確認の目的・必要性
	D 神経損傷の有無の確認	ア 確認の目的・必要性
	E 血管損傷の有無の確認	ア 確認の目的・必要性
	F 臓器損傷の有無の確認	ア 確認の目的・必要性
5.痛みの基礎	A 痛みの種類	ア 侵害受容性疼痛 イ 神経因性疼痛 ウ 心因性疼痛
	B 痛みのメカニズム（運動器）	
	C 急性痛と慢性痛	ア 急性痛 イ 慢性痛
	D 痛みの評価	
	E 痛みへのアプローチ	ア 運動療法 イ 物理療法 ウ 手技療法 エ その他の療法
6.骨折	A 定義	
	B 骨のモデリングとリモデリング	ア 骨のモデリング イ 骨のリモデリング
	C 分類	ア 骨の性状 イ 骨折の程度 ウ 骨折線の方向 エ 骨折の数 オ 骨折の原因 　①外力の働いた部位 　②外力の働き方 カ 骨折部と創部との交通の有無 キ 骨折の部位 ク 骨折の経過
	D 症状	ア 局所症状 　①一般外傷症状 　②骨折固有症状 イ 全身症状
	E 小児骨折・高齢者骨折の特徴	ア 小児骨折の特徴 イ 高齢者骨折の特徴
	F 治癒経過	ア 炎症期 イ 仮骨形成期 ウ 仮骨硬化期 エ リモデリング期

大　項　目	中　項　目	小　項　目
		オ　治癒過程の異常経過
	G　治癒に影響を与える因子	ア　好適な条件 イ　不適な条件
	H　合併症	ア　併発症（狭義の合併症） イ　続発症 ウ　後遺症
	I　予後	
7.脱臼	A　定義	
	B　分類	ア　関節の性状 イ　脱臼の程度 ウ　関節相互の位置 エ　脱臼数 オ　脱臼の原因 カ　脱臼の経過 キ　脱臼の頻度と機序
	C　症状	ア　一般外傷症状 イ　脱臼固有症状
	D　合併症	
	E　整復障害	
	F　予後	
8.関節の損傷	A　関節損傷の概要	
	B　関節損傷の分類	ア　関節の性状 イ　損傷の程度 ウ　損傷部と創部との交通の有無 エ　外力の働いた部位 オ　外力の働き方 カ　経過
	C　損傷される組織	
	D　関節軟骨損傷	ア　発生頻度 イ　発生機序 ウ　分類 エ　症状 オ　合併症 カ　治癒機序 キ　後遺症と予後
	E　その他の構成組織の損傷	ア　関節唇 イ　関節半月、関節円板 ウ　滑液包
	F　関節拘縮と関節強直	ア　関節拘縮 イ　関節強直
9.軟部組織損傷	A　筋損傷	ア　筋損傷の概要 イ　筋損傷の分類 ウ　筋損傷の症状 エ　筋損傷の治癒機序 オ　筋損傷の予後

大項目	中項目	小項目
	B 腱損傷	ア 腱損傷の概要 イ 腱損傷の分類 ウ 腱損傷の症状 エ 腱損傷の治癒機序
	C 靱帯損傷	ア 靱帯損傷の概要 イ 靱帯損傷の分類 ウ 靱帯損傷の症状 エ 靱帯損傷の治癒機序
	D 末梢神経損傷	ア 神経損傷の概要 イ 神経損傷の分類 ウ 神経損傷の症状
10.評価・施術録	A 評価の目的	
	B 評価の時期	ア 初期評価 イ 中間評価 ウ 最終評価
	C 施術録	ア 記載事項（SOAP）
11.初期の施術	A 徒手整復の適応	ア 徒手整復の適応がある骨折 イ 徒手整復の適応がない骨折 ウ 徒手整復の適応がある脱臼 エ 徒手整復の適応がない脱臼
	B 整復法	ア 骨折 イ 脱臼
	C 整復後の確認	ア 全身状態の確認 イ 骨折の整復状態の確認 ウ 脱臼の整復状態の確認 エ 神経・血管の二次的損傷発生の確認
	D 軟部組織損傷の初期処置	ア 捻挫（靱帯損傷）の初期処置 イ 筋損傷の初期処置 ウ 腱損傷の初期処置 エ 神経損傷の初期処置
	E 固定法	ア 目的 イ 内固定・創外固定 ウ 外固定 エ 外固定の肢位 オ 外固定の範囲 カ 外固定の期間 キ 外固定の材料 ク 内固定の材料
	F 固定後の確認	ア 骨折の固定状態の確認 イ 脱臼の固定状態の確認 ウ 神経・血管の二次的損傷発生の確認
12.後療法	A 固定の継続	ア 必要性 イ 包帯交換 ウ 包帯交換時の注意 エ 固定の変更 オ 固定期間中の患肢の運動

大項目	中項目	小項目
		カ 固定の除去
	B 手技療法	ア 意義 イ 基本型（軽擦法、強擦法、揉捏法、叩打法、振戦法、圧迫法、伸長法） ウ 適応 エ 禁忌
	C 運動療法	ア 運動の基本型 イ 運動療法の種類 ウ 適応 エ 禁忌
	D 物理療法（牽引療法を含む）	ア 分類および種類 イ 安全対策 ウ 各種物理療法の効果 エ 各種物理療法の適応 オ 各種物理療法の禁忌
	E 後療法の適否の確認	ア 固定の適否の確認 イ 手技療法の適否の確認 ウ 運動療法の適否の確認 エ 物理療法の適否の確認
13. 施術終了の判断	A 治癒の判断	ア 骨折の治癒 イ 脱臼の治癒 ウ 軟部組織損傷の治癒
	B 施術を中止する判断	ア 骨折の施術を中止する条件 イ 脱臼の施術を中止する条件 ウ 軟部組織損傷の施術を中止する条件
14. 包帯法〔包帯法は必修問題から出題〕	A 包帯各部の名称	
	B 包帯の種類	ア 晒・包帯・ギプス・三角巾・テープ イ 単頭帯・多頭帯・腹帯
	C 包帯の巻き方	ア 表巻き・裏巻き イ 包帯の走行
	D 基本包帯法の種類と適応	ア 環行帯 イ 螺旋帯 ウ 蛇行帯 エ 麦穂帯 オ 亀甲帯 カ 折転帯
	E 冠名包帯法の種類と適応	ア デゾー包帯 イ ヴェルポー包帯 ウ ジュール包帯
15. 高齢者の外傷予防	A 高齢者の外傷予防の知識	ア リハビリテーションと高齢者の外傷予防 イ 転倒予防の意義 ウ 転倒のリスク要因 エ 歩行能力と転倒 オ 歩行補助具の使用
	B 高齢者の外傷予防訓	ア 事前アセスメント

大項目	中項目	小項目
	練の手順	イ 個別実施計画 ウ 計画の遂行 エ 実施上の注意 オ 事後アセスメント
	C 高齢者の外傷予防訓練	ア 高齢者の外傷予防訓練の特徴 イ 上肢の外傷予防訓練 ウ 下肢の外傷予防訓練 エ 体幹の外傷予防訓練 オ 柔軟性向上訓練 カ バランス訓練 キ 持久力向上訓練
16. 競技者の外傷予防	A 競技者の外傷予防	ア 競技者の外傷予防の概要 イ 外傷の発生要因 ウ 外傷の予防対策
	B 競技者の外傷予防の実際	ア メディカルチェック イ コンディショニングの方法
	C 種目別外傷予防の実際	ア 柔道における肩関節の外傷予防 イ 水泳における体幹の外傷予防 ウ バスケットボールにおける膝関節の外傷予防 エ サッカーにおける足関節の外傷予防
	D 成長期の外傷予防	
17. 患者安全と施術	A 柔道整復施術の適否（臨床上の施術適応判断）	ア 施術適応判断の必要性 イ 損傷に類似した症状を示す疾患 ウ 血流障害を伴う損傷 エ 末梢神経損傷を伴う損傷 オ 脱臼骨折 カ 外出血を伴う損傷 キ 病的骨折および脱臼 ク 意識障害を伴う損傷 ケ 脊髄損傷症状のある損傷 コ 呼吸運動障害を伴う損傷 サ 内臓損傷の合併が疑われる損傷 シ 高エネルギー外傷
	B 医用画像の理解	ア 医用画像とは イ 放射線の概要 ウ エックス線発生装置の基本構造 エ 主要な部位の一般撮影法 オ エックス線CTの概要 カ 磁気共鳴の概要 キ 超音波画像の基本原理と装置
18. 患者支援と施術	A 患者の環境に対する支援	ア 日常生活の指導管理 イ 住環境の指導管理 ウ 就労・就学・スポーツ活動の指導管理
	B 整復を理解するための支援	ア 整復の必要性についての指導 イ 整復手法の指導

大　項　目	中　項　目	小　項　目
	C　固定を理解するための支援	ア　固定の必要性についての指導 イ　固定中の注意
	D　後療法を理解するための支援	ア　後療法についての指導管理 イ　経過中の異常の指導管理
	E　自己管理に対する支援	

柔道整復理論（各論・骨折）

大項目	中項目	小項目
1.頭部・体幹	A 頭蓋骨骨折	ア 原因、症状、合併症
	B 上顎骨骨折	ア 原因、症状
	C 下顎骨骨折	ア 原因、分類、症状
	D 頬骨・頬骨弓骨折	ア 原因、分類、症状
	E 鼻骨骨折	ア 原因、分類、症状、治療
	F 頸椎骨折	ア 原因、分類、症状、鑑別診断、合併症、治療
	G 胸骨骨折	ア 原因、分類、症状、合併症、治療、予後
	H 肋骨骨折	ア 原因、症状、合併症、治療、予後
	I 胸椎骨折	ア 原因、分類、症状、鑑別診断、合併症、治療
	J 腰椎骨折	ア 原因、分類、症状、鑑別診断、合併症、治療
	K 尾骨骨折	ア 原因、症状
2.上肢	A 鎖骨骨折	ア 原因、分類、症状、鑑別診断、合併症、治療、予後
	B 肩甲骨骨折	ア 原因、分類、症状、鑑別診断、治療、予後
	C 上腕骨近位部骨折	ア 原因、分類、症状、鑑別診断、合併症、治療、予後
	D 上腕骨骨幹部骨折	ア 原因、分類、症状、合併症、治療、予後
	E 上腕骨遠位部骨折	ア 原因、分類、症状、鑑別診断、合併症、治療、予後
	F 前腕骨近位部骨折	ア 原因、分類、症状、鑑別診断、合併症、治療、予後
	G 前腕骨骨幹部骨折	ア 原因、分類、症状、合併症、治療、予後
	H 前腕骨遠位部骨折	ア 原因、分類、症状、鑑別診断、合併症、予後
	I 手根骨骨折	ア 原因、分類、症状、鑑別診断、合併症、治療、予後
	J 中手骨骨折	ア 原因、分類、症状、鑑別診断、治療、予後
	K （手の）指骨骨折	ア 原因、分類、症状、鑑別診断、治療、予後
3.下肢	A 骨盤骨骨折	ア 原因、分類、症状、鑑別診断、合併症、治療、予後
	B 大腿骨近位部骨折	ア 原因、分類、症状、鑑別診断、合併症、治療、予後
	C 大腿骨骨幹部骨折	ア 原因、分類、症状、合併症、治療、予

大　項　目	中　項　目	小　項　目
		後
	D　大腿骨遠位部骨折	ア　原因、分類、症状、合併症、治療、予後
	E　膝蓋骨骨折	ア　原因、分類、症状、治療、予後
	F　下腿骨近位部骨折	ア　原因、分類、症状、合併症、予後
	G　下腿骨骨幹部骨折	ア　原因、分類、症状、治療、予後
	H　下腿骨遠位部骨折	ア　原因、分類、症状、鑑別診断、合併症、治療、予後
	I　足根骨骨折	ア　原因、分類、症状、鑑別診断、治療、予後
	J　中足骨骨折	ア　原因、分類、症状、鑑別診断、治療
	K　趾骨骨折	ア　原因、分類、症状、治療、予後

柔道整復理論（各論・脱臼および骨折を伴う脱臼）

大 項 目	中 項 目	小 項 目
1.頭部・体幹	A 顎関節脱臼	ア 原因、分類、症状、治療
	B 頸椎脱臼・脱臼骨折	〔整形外科から出題〕
	C 胸鎖関節脱臼	ア 原因、分類、症状、鑑別診断、合併症、治療、予後
	D 胸腰椎脱臼・脱臼骨折	〔整形外科から出題〕
2.上肢	A 肩鎖関節脱臼	ア 原因、分類、症状、鑑別診断、合併症、治療、予後
	B 肩関節脱臼（反復性肩関節脱臼を含む）	ア 原因、分類、症状、鑑別診断、合併症、治療、予後
	C 肘関節脱臼	ア 原因、分類、症状、鑑別診断、合併症、治療、予後
	D 肘関節付近の骨折を伴う脱臼	ア 鑑別診断
	E 肘内障	ア 原因、症状、鑑別診断、治療
	F 手関節部の脱臼	ア 原因、分類、症状、鑑別診断、治療
	G 手根骨脱臼	ア 原因、分類、症状、鑑別診断、合併症、治療
	H 手根中手関節脱臼	ア 原因、症状、治療
	I 中手指節関節脱臼	ア 原因、分類、症状、鑑別診断、治療
	J 指節間関節脱臼	ア 原因、分類、症状、治療
3.下肢	A 股関節脱臼	ア 原因、分類、症状、鑑別診断、合併症、治療、予後
	B 股関節付近の骨折を伴う脱臼	ア 鑑別診断
	C 膝関節脱臼	ア 原因、分類、症状、鑑別診断、合併症、治療、予後
	D 膝蓋骨脱臼	ア 原因、分類、症状、治療、予後
	E 足根骨脱臼	ア 原因、分類、症状、鑑別診断、合併症、治療、予後
	F 中足骨脱臼	ア 原因、分類、症状、合併症、治療、予後
	G 中足趾節関節脱臼	ア 原因、分類、症状、治療
	H 趾節間関節脱臼	ア 原因、分類、症状、治療

柔道整復理論(各論・軟部組織損傷―含む捻挫―)

大項目	中項目	小項目
1.頭部・体幹	A 頭部・顔面部の軟部組織損傷	ア 頭部・顔面部の打撲(症状、合併症、治療、緊急時の対応、救急処置) イ 顎関節症(原因、分類、症状、鑑別診断、合併症、治療) ウ 外傷性顎関節損傷(原因、症状、鑑別診断、合併症、治療)
	B 頸部の軟部組織損傷	ア 外傷性頸部症候群(原因、分類、症状、徒手的検査、鑑別診断、治療、合併症) イ 胸郭出口症候群(原因、分類、症状、徒手的検査) ウ 寝違え(原因、症状、鑑別診断、治療) エ 斜頸(分類、症状、治療) オ 頸椎椎間板ヘルニア(分類、症状、治療) カ 外傷性腕神経叢麻痺(原因、分類、症状、鑑別診断、合併症、後遺症) キ 長胸神経麻痺(原因、症状、鑑別診断、治療)
	C 胸部・背部の軟部組織損傷	ア 胸肋関節損傷(原因、症状、鑑別診断、治療) イ 肋間筋損傷(原因、症状、鑑別診断、治療) ウ 胸部・背部の軟部組織損傷(原因、症状、鑑別診断、治療)
	D 腰部の軟部組織損傷	ア 関節性(概念、分類、症状、徒手的検査、鑑別診断、治療) イ 靱帯性(概念、分類、症状、徒手的検査、鑑別診断、治療) ウ 筋・筋膜性(概念、分類、症状、徒手的検査、鑑別診断、治療)
2.上肢	A 肩関節部の軟部組織損傷	ア 腱板断裂(原因、分類、症状、徒手的検査、鑑別診断、治療、合併症) イ 上腕二頭筋長頭腱損傷(原因、分類、症状、徒手的検査、鑑別診断、治療、合併症) ウ ベネット(Bennett)損傷(概念、分類、症状、鑑別診断、治療、合併症) エ SLAP損傷(原因、分類、症状、徒手的検査、鑑別診断、治療、合併症) オ 肩峰下インピンジメント症候群(概念、症状、徒手的検査、鑑別診断、治療、合併症) カ リトルリーガー肩(原因、症状、鑑別診断、治療、合併症) キ 動揺性肩関節(概念、症状、徒手的検査、鑑別診断、治療、合併症)

大項目	中項目	小項目
		ク 肩甲上神経絞扼障害（概念、分類、症状、鑑別診断、治療、合併症）
		ケ 腋窩神経絞扼障害（概念、症状、鑑別診断、治療、合併症）
		コ 五十肩（概念、分類、症状、鑑別診断、治療、合併症）
	B 上腕部の軟部組織損傷	ア 橈骨神経損傷（原因、症状、治療）
		イ 尺骨神経損傷（原因、症状、治療）
	C 肘関節部の軟部組織損傷	ア 側副靱帯損傷（原因、分類、症状、徒手的検査、鑑別診断、治療、合併症）
		イ 肘関節後外側回旋不安定症（概念、症状、徒手的検査、鑑別診断、治療）
		ウ 野球肘（原因、分類、症状、徒手的検査、鑑別診断、治療）
		エ テニス肘（原因、分類、症状、徒手的検査、鑑別診断、治療）
		オ パンナー（Panner）病（概念、症状、鑑別診断、治療、合併症）
		カ 変形性肘関節症（概念、症状、鑑別診断、合併症、治療）
	D 前腕部の軟部組織損傷	ア 前腕コンパートメント症候群（原因、分類、症状、鑑別診断、治療）
		イ 腱交叉症候群（概念、症状、徒手的検査、鑑別診断、治療）
		ウ 正中神経麻痺（原因、症状、鑑別診断、治療）
		エ 前骨間神経麻痺（原因、症状、鑑別診断、治療）
		オ 橈骨神経麻痺（原因、症状、鑑別診断、合併症、治療）
		カ 後骨間神経麻痺（原因、症状、鑑別診断、治療）
		キ 肘部管症候群（概念、症状、徒手的検査、鑑別診断、治療）
	E 手関節部・手指部の変形および軟部組織損傷	ア TFCC損傷（原因、症状、鑑別診断、合併症、治療）
		イ ド・ケルバン（de Quervain）病（概念、症状、徒手的検査、治療）
		ウ 手根管症候群（概念、症状、徒手的検査、鑑別診断、治療）
		エ ギヨン（Guyon）管症候群（概念、症状、治療）
		オ キーンベック（Kienböck）病（概念、分類、症状、治療）
		カ マーデルング（Madelung）変形（概念、症状、鑑別診断、治療）
		キ マレットフィンガー（mallet finger）

大項目	中項目	小項目
		（腱断裂）（原因、症状、鑑別診断、治療） ク 第1指MP関節側副靱帯損傷（原因、症状、徒手的検査、鑑別診断、治療） ケ PIP関節側副靱帯損傷（原因、症状、鑑別診断、合併症、治療） コ ロッキングフィンガー（Locking finger）（概念、症状、鑑別診断、治療） サ ばね指（概念、症状、鑑別診断、治療） シ デュピュイトラン（Dupuytren）拘縮（概念、症状、鑑別診断） ス ヘバーデン（Heberden）結節（概念、症状、鑑別診断） セ ボタン（button）穴変形（概念、症状、鑑別診断、治療、合併症） ソ スワンネック（swan neck）変形（概念、症状、鑑別診断、治療、合併症）
3．下肢	A 股関節部の軟部組織損傷	ア 鼠径部痛症候群（概念、症状、治療） イ 股関節唇損傷（概念、症状、治療） ウ 弾発股（概念、症状、鑑別診断、治療） エ 梨状筋症候群（概念、症状、鑑別診断） オ 股関節外転位拘縮（概念、症状、鑑別診断、治療） カ 股関節内転位拘縮（概念、症状、鑑別診断、治療） キ 股関節屈曲位拘縮（概念、症状、鑑別診断、治療） ク ペルテス（Perthes）病（概念、症状、鑑別診断、治療） ケ 単純性股関節炎（概念、症状、鑑別診断、治療） コ 大腿骨頭すべり症（概念、症状、治療、予後） サ 大腿骨頭壊死症（原因、分類、症状、治療） シ 変形性股関節症（概念、分類、症状、治療）
	B 大腿部の軟部組織損傷	ア 大腿部打撲（原因、分類、症状、徒手的検査、鑑別診断、治療、合併症） イ 大腿四頭筋肉ばなれ（原因、分類、症状、徒手的検査、鑑別診断、治療、合併症） ウ ハムストリングス肉ばなれ（原因、症状、徒手的検査、鑑別診断、治療、合併症） エ 大腿部骨化性筋炎（概念、症状、治療）
	C 膝関節部の軟部組織損傷	ア 半月板損傷（原因、症状、徒手的検査、鑑別診断、治療、合併症）

大　項　目	中　項　目	小　項　目
		イ　膝関節側副靱帯損傷（原因、症状、徒手的検査、鑑別診断、治療、合併症）
		ウ　十字靱帯損傷（原因、症状、徒手的検査、鑑別診断、合併症、治療）
		エ　反張膝・内反膝・外反膝（概念、症状）
		オ　大腿四頭筋拘縮症（概念、症状、分類、徒手的検査、鑑別診断、合併症）
		カ　オスグッド・シュラッター（Osgood-Schlatter）病（概念、症状、鑑別診断、治療）
		キ　ジャンパー膝（概念、症状、鑑別診断、治療）
		ク　有痛性分裂膝蓋骨（概念、分類、症状、鑑別診断、治療）
		ケ　腸脛靱帯炎（原因、症状、徒手的検査、鑑別診断、治療）
		コ　鵞足炎（原因、症状、徒手的検査、鑑別診断、治療）
		サ　膝蓋軟骨軟化症（概念、症状、徒手的検査、鑑別診断、治療）
		シ　滑膜ヒダ障害（タナ障害）（概念、症状、徒手的検査、鑑別診断、治療）
		ス　膝蓋大腿関節症（概念、症状、徒手的検査、鑑別診断、治療）
		セ　膝関節周辺の滑液包炎（原因、症状、鑑別診断、合併症、治療）
		ソ　離断性骨軟骨炎（原因、症状、鑑別診断、治療）
		タ　変形性膝関節症（概念、症状、鑑別診断、治療）
	D　下腿部の軟部組織損傷	ア　アキレス腱断裂（原因、症状、徒手的検査、鑑別診断、治療）
		イ　下腿三頭筋肉ばなれ（原因、症状、徒手的検査、鑑別診断、治療）
		ウ　シンスプリント（原因、症状、鑑別診断、治療、合併症）
		エ　コンパートメント症候群（原因、分類、症状、鑑別診断、治療、合併症）
	E　足関節部の軟部組織損傷	ア　腓骨筋腱脱臼（原因、分類、症状、徒手的検査、鑑別診断、治療、合併症）
		イ　外側靱帯損傷（原因、分類、症状、徒手的検査、鑑別診断、治療、合併症）
		ウ　内側靱帯損傷（原因、分類、症状、徒手的検査、鑑別診断、治療、合併症）
		エ　遠位脛腓靱帯損傷（原因、症状、徒手的検査、鑑別診断、治療、合併症）
		オ　前方インピンジメント（概念、症状、鑑別診断、治療、合併症）

大　項　目	中　項　目	小　項　目
		カ　後方インピンジメント（概念、症状、鑑別診断、治療、合併症）
	F　足部・足趾の変形、軟部組織損傷	ア　ショパール（Chopart）関節損傷（原因、症状、鑑別診断、治療、合併症、後遺症）
		イ　リスフラン（Lisfranc）関節損傷（原因、症状、鑑別診断、治療、合併症）
		ウ　扁平足障害（概念、症状、鑑別診断、治療、合併症）
		エ　セーバー（Sever）病（概念）
		オ　アキレス腱滑液包炎（原因、症状、鑑別診断、治療）
		カ　有痛性外脛骨（概念、症状、鑑別診断、治療）
		キ　踵骨棘および足底腱膜炎（概念、症状、鑑別診断、治療）
		ク　第1ケーラー（Köhler）病（概念）
		ケ　足根管症候群（概念、症状、鑑別診断、治療）
		コ　外反母趾（概念、症状、鑑別診断、治療）
		サ　強剛母趾（概念、症状）
		シ　種子骨障害（概念、症状、鑑別診断、治療）
		ス　第2ケーラー（Köhler）病〔フライバーグ（Freiberg）病〕（概念）
		セ　モートン（Morton）病（概念、症状）

【索　引】

邦文索引

あ

アキレス腱滑液包炎……………101
アキレス腱周囲炎………………82
アキレス腱断裂……………82,100
アキレス腱断裂の固定…………24
悪液質……………………………59
アクシデント……………………3
悪性関節リウマチ………………76
悪性骨腫瘍………………………76
悪性腫瘍…………………………53
悪性腫瘍のリンパ節転移………64
悪性上皮性腫瘍…………………54
悪性新生物………………………56
悪性軟部腫瘍……………………76
悪性非上皮性腫瘍………………54
悪性貧血…………………………62
悪性リンパ腫………………54,64,67
足関節外側靱帯損傷の固定……25
足関節外側靱帯損傷の診察……25
足関節衝突性外骨腫症…………82
足関節と足部の運動……………48
足関節捻挫………………………82
アジソン病……………………59,67
足の筋……………………………34
足の変形…………………………82
アシュネル反射…………………65
アダムス・ストークス症候群…64
圧覚…………………………39,42
圧痛………………………………87
圧痛点……………………………64
圧迫法……………………………91
アテトーゼ………………………60
アナフィラキシー型反応………53
アヒル歩行………………………60
アフタ……………………………62
アポトーシス……………………51
アランチウス管…………………35
アルコール中毒…………………62
アルツハイマー型認知症………68
アレルギー………………………53
アンドロゲン……………………43

い

胃…………………………………35
胃液………………………………45
イオン組成………………………41
胃潰瘍…………………………64,66
胃癌……………………………54,66
異型性……………………………53
医原病……………………………50
移行上皮癌………………………54
医師……………………………6,85
意識障害…………………………72
意識障害を伴う損傷……………92
意識レベル………………………59
医師との連携……………………87
医師の同意………………………5
医師法……………………………6
医師法違反………………………5
異種移植…………………………71
異常運動…………………………60
異常呼吸音………………………63
異常心音…………………………63
異常体温…………………………64
異常体質…………………………50
異常な動き………………………87
異常歩行……………………48,60,73
移植………………………………71
胃腺………………………………36
イタイイタイ病…………………58
痛み………………………………88
イチゴ舌…………………………62
一次運動野………………………42
一次治癒…………………………69
一次予防…………………………55
一般的素因………………………50
一般廃棄物………………………58
遺伝………………………………50
遺伝子異常………………………54
遺伝性疾患………………………50
遺伝の要因………………………53
衣服………………………………57
異物の処理………………………52
胃壁………………………………35
医用画像の理解…………………92
医療安全支援センター…………3
医療過誤…………………………3
医療計画…………………………55
医療事故…………………………3
医療事故調査支援センター……3
医療事故調査制度………………3
医療制度…………………………56
医療ソーシャルワーカー………85
医療の安全………………………3
医療の選択………………………3
医療法……………………………7
医療面接………………………59,87
医療倫理…………………………3
イレウス…………………………66
陰核………………………………38
陰茎………………………………37
陰茎海綿体………………………37
インシデント……………………3
インスリン………………………43
咽頭………………………………35
院内感染………………………57,69
陰嚢………………………………37
インフォームド・アセント……3
インフォームド・コンセント…3
陰部神経叢………………………39
インフルエンザ…………………66

う

ウイルス………………………53,56
ウイルソン病……………………60
ウェクスラー成人知能検査改訂版…84
ヴェルポー包帯………………27,91
烏口突起骨折……………………79
烏口腕筋…………………………32
うっ血……………………………51
うっ血性心不全…………………67
うつ熱……………………………46
右葉………………………………36
裏巻き…………………………27,91
右リンパ本幹……………………35
運動………………………………46
運動学……………………………47
運動学習…………………………48
運動感覚…………………………47
運動関連脳部位間の接続………42
運動器系…………………………31
運動器疾患のリハビリテーション…74
運動器損傷の診察………………87
運動技能…………………………48
運動技能学習……………………48
運動器の構造と機能……………47
運動効果…………………………85
運動軸……………………………47
運動軸数…………………………31
運動失調………………………60,84
運動神経の機能…………………87
運動前野…………………………42
運動単位………………………42,47
運動と身体発達…………………46
運動ニューロン…………………42
運動能力…………………………48
運動の形…………………………47
運動の神経機構…………………47
運動の生理………………………41
運動の表示………………………47
運動の法則………………………47
運動発達…………………………48
運動不足…………………………46
運動プログラム…………………47
運動面……………………………47

索引（邦文）

運

運動療法	88, 91
運搬	45

え

永久歯	35
エイズ	68
衛生行政	56
衛生上必要な措置	6
衛生統計	55
栄養	53, 56
栄養障害	50
栄養状態	59
栄養状態の改善	86
栄養素	45
栄養と代謝	45
腋窩温	46
疫学	55
疫学研究	55
疫学指標	55
腋窩神経絞扼障害	98
腋窩動脈	40
液性調節	44
液性免疫	53
壊死	51, 69
壊死巣	51
エストロゲン	43
壊疽	51, 69
壊疽性炎	53
エックス線検査	73
エックス線CT	92
エックス線CT検査	40
エックス線単純撮影	40
エックス線発生装置	92
エネルギー供給	41
エネルギー代謝	45
エビ姿勢	59
エリスロポエチン	43
遠位脛腓靱帯損傷	100
遠位指節間関節	32
円回内筋	33
炎症	52, 69
炎症期	88
炎症性斜頸	62, 79
延髄	38
塩素イオン	58

お

横隔膜	32
応急手当	5
応急的治療の必要性の説明	87
応招義務	6
凹足	82
黄体	38
黄体形成ホルモン	43
黄疸	61, 62
横紋筋腫	54
横紋筋肉腫	54
オキシトシン	43, 44
屋内環境	57
オスグッド・シュラッター病	77, 100
オゾン層破壊	58
オッペンハイム反射	65
音	42
表巻き	27, 91
温度	50
温度覚	39, 42
温熱因子	57
温熱療法	70
温冷覚	73

か

外因	50
外陰部	37, 38
回外筋	33
外眼筋	39
外寛骨筋	33
介護支援専門員	85
外固定	90
介護保険法	4, 56
介護予防	56
外耳	39
概日リズム	46
外耳道	39
外出血	71
外出血を伴う損傷	92
外傷性顎関節損傷	97
外傷性頸部症候群	97
外傷性股関節脱臼	81
外傷性脱臼	74
外傷性頭蓋内出血	72
外傷性腕神経叢麻痺	97
開設の届出	6
回旋〔筋〕腱板	32
改善命令	6
外側頸筋	32
外側靱帯損傷	100
外側翼突筋	31
回腸	36
外套	38
解糖系	45
灰白質	38
外反膝	63, 100
外反母趾	83, 101
外皮	39, 40
外鼻	36
外部環境	57
外分泌部	36
外閉鎖筋	34
解剖学用語	31
開放骨折	74
開放性出血	71
回盲弁	36
潰瘍	61, 69
潰瘍性大腸炎	66
外肋間筋	32
過運動	46
下顎骨骨折	94
化学的外因	50
化学的止血	72
化学的消毒法	57
化学的な要因による健康障害	55
化学物質	53, 56
化学療法	70
過換気症候群	65
下気道	36
蝸牛	39
核	41
核医学検査	73
顎下三角	32
顎関節	31
顎関節症	97
顎関節脱臼	93
拡散	41
学習	41
学習曲線	49
学習の転移	49
覚醒	41
拡張性増殖	53
獲得（適応）免疫	44
過形成	52
下行性伝導路	39
仮骨形成期	88
仮骨硬化期	88
下肢周径	73
下肢帯の筋	33
下肢長	73
下肢長差による異常歩行	73
下肢のうっ血	51
下肢の関節運動	48
下肢の関節と靱帯	33
下肢の静脈	35
下肢の動脈	34
下肢の骨	33
下垂手	63
下垂体	38, 43
下垂体機能亢進症	59
下垂体性巨人症	67
下垂体性小人症	77
下垂体のホルモン	43
ガス壊疽	70
ガス交換	45
化生	52
仮性球（核上性）麻痺	60
仮性肥大	52
かぜ症候群	66

画像検査	73	
画像診断	84	
鷲足	34	
鷲足炎	82,100	
家族計画	55	
下腿骨遠位部骨折	95	
下腿骨近位部骨折	95	
下腿骨骨幹部骨折	82,95	
下腿骨骨幹部骨折の固定	26	
下腿三頭筋	34	
下腿三頭筋肉ばなれ	100	
下腿三頭筋肉ばなれの診察	23	
下大静脈	35	
下大静脈血栓症	62	
下腿の筋	34	
下腿疲労骨折	82	
下腿部の軟部組織損傷	100	
肩関節	32	
肩関節烏口下脱臼の固定	15	
肩関節烏口下脱臼の診察および整復	14	
肩関節周囲炎	80	
肩関節脱臼	80,93	
肩関節不安定症	80	
肩腱板損傷の診察	19	
片麻痺歩行	60	
カタル性炎	53	
滑液包	89	
喀血	51,71	
学校教育法	55	
学校において予防すべき感染症	55	
学校保健	55	
学校保健安全法	55	
褐色細胞腫	67	
活性汚泥法	58	
活動電位	41	
合併症	50	
滑膜性の連結	31	
滑膜ヒダ障害	100	
可動域	84	
可動域制限	87	
下橈尺関節	32	
嘉納治五郎	3	
化膿性炎	53	
化膿性関節炎	76	
化膿性股関節炎	81	
化膿性骨髄炎	69	
構え	48	
仮面様顔貌	61	
カルシウム代謝	44	
カルシウム代謝障害	51	
カルシトニン	43,44	
加齢	51,86	
加齢現象	46	
癌	53	
間〔質〕細胞	37	
肝うっ血	51	
肝炎	61,66	
肝炎ウイルス	57	
陥凹	62	
感覚	42,47	
感覚温度	57	
感覚系	39	
感覚検査	65	
感覚受容器	42	
感覚の異常	87	
感覚の順応	42	
感覚の診断	73	
感覚の生理	42	
肝癌	54,61,66	
換気	6,44,57	
眼球	39	
眼球運動	46	
眼球結膜黄染	62	
眼球突出	62	
眼球付属器	39	
環境	55	
環境衛生	57	
環境汚染	50	
環境要因による疾患	68	
換気量	44	
ガングリオン	76,80	
間欠性跛行	60	
眼瞼	39	
眼瞼下垂	62	
眼瞼結膜蒼白	62	
眼瞼裂周囲の筋	31	
環行帯	27,91	
肝硬変	61,62,66	
看護師	6,85	
寛骨	33	
環軸関節回旋位固定	79	
環軸関節脱臼	79	
患者安全と施術	92	
患者支援と施術	92	
患者中心の医療	3	
患者とのコミュニケーション	3	
患者の確認	87	
患者の権利	3	
患者への説明と同意	3	
感受性	57	
感情状態	60	
冠状動脈	34	
肝小葉	36	
眼振	62	
関節運動	84	
関節運動の表示	47	
関節炎	77	
関節円板	89	
関節可動域	87	
関節鏡検査	74	
関節強直	73,89	
関節拘縮	73,84,85,89	
関節拘縮による異常歩行	73	
関節疾患	76	
関節唇	89	
関節造影検査	73	
関節相互の位置	89	
関節損傷の分類	89	
関節軟骨損傷	89	
関節ねずみ	76	
関節の構造と機能	47	
関節の手術	74	
関節の性状	89	
関節の損傷	74,89	
関節の分類	31	
関節の変形	84	
関節半月	89	
関節面の形状	31	
関節遊離体	76	
関節リウマチ	53,63,68,76	
汗腺	39	
感染型	56	
感染経路	57	
感染源	56,57	
感染症	50,56,71	
感染症対策	57	
感染症の予防	57	
感染症の予防及び感染症の患者に対する医療に関する法律における感染の類型	57	
感染性疾患	76	
感染性心内膜炎	61	
感染性廃棄物処理	58	
感染予防	69	
肝臓	36,45	
環椎骨折	79	
感度	87	
乾熱滅菌法	57	
間脳	38	
がんの外因	53	
癌の骨転移	76	
肝の打診	63	
がんの内因	53	
肝不全	60	
患部の観察	87	
顔貌	61	
顔貌の観察	40	
冠名包帯法	27,91	
顔面	40	
顔面筋	31	
顔面頭蓋	31	
顔面動脈	40	
顔面熱傷	69	
顔面の運動	48	
顔面の損傷	72	
肝門	36	
がん抑制遺伝子	53	

き

項目	ページ
偽〔性〕痛風	76
気圧	50
キーンベック病	77,80,98
既往歴・家族歴の聴取	87
記憶	41,49
飢餓	50
期外収縮	64,66
機械的原因	50
機械的止血	72
気管	37
器官系	31
気管支	37
気管支喘息	59,61,66
気管支の損傷	72
気管の損傷	72
気胸	66
奇形	54
気候馴化	46
気候と健康	57
起坐位	59
義肢	75,85
義肢装具士	85
器質化	52
器質性疾患	50
奇静脈	35
寄生虫	56
喫煙	57
亀甲帯	27,91
気道熱傷	69
機能訓練指導員	86
機能系と器官	41
機能性疾患	50
機能的終動脈	34
機能的自立度評価表	84
機能的診察	87
ギプス	27,91
基本肢位	47
基本姿勢	47
基本的人権	3
基本包帯法	27,91
臼蓋形成不全	81
嗅覚	42
嗅覚器	40
救急医療	55
救急手術	70
休止の届出	6
吸収	45
急性ウイルス性肝炎	66
急性化膿性骨髄炎	76
急性気管支炎	66
急性膵炎	66
急性虫垂炎	66
急性痛	88
急性白血病	67
急性汎発性腹膜炎	62
吸入麻酔	71
嗅脳	38
球麻痺	60
橋	38
業	4,5
胸郭	32,44
胸郭出口症候群	97
共感	3
胸管	35
共感的態度	87
競技者の外傷予防	92
競技者の神経機構	46
競技者の生理学的特徴・変化	46
胸腔内出血	72
狂犬病	70
強剛母趾	101
凝固壊死	51
凝固系	44
頬骨	94
胸骨圧迫	72
頬骨弓骨折	94
胸骨骨折	94
胸鎖関節	32
胸鎖関節脱臼	93
強擦法	91
胸鎖乳突筋	32
強縮	41
胸神経	39
狭心症	66
行政手続法	5
行政不服審査法	5
胸腺	35
胸大動脈	34
強直性脊椎炎	59,77,79
胸椎	32
胸椎黄色靱帯骨化症	79
胸椎骨折	94
胸椎損傷	79
胸椎と胸郭の運動	48
共同運動	47
共同偏視	62
強皮症	68
胸部外傷（救急法）	72
胸部の筋	32
胸部・背部の軟部組織損傷	97
胸壁の損傷	72
胸膜	37
胸膜腔	37
胸膜腔内圧	44
胸膜洞	37
業務	5
業務停止	5
業務独占	5
胸腰椎移行部損傷	79
胸腰椎脱臼	93
胸肋関節損傷	97
棘上筋	32
局所性調節	44
局所的血管収縮	44
局所麻酔	71
虚血	51
虚血性梗塞	52
虚血性大腸炎	66
距骨骨折	82
巨人症	77
巨赤芽球性貧血	67
拒絶反応	71
距腿関節	33
棘下筋	32
許容濃度	57
ギヨン管症候群	78,98
ギラン・バレー症候群	60,68
起立	73
筋	31,40
近位指節間関節	32
筋萎縮	84
筋萎縮性側索硬化症	64,68,78
菌血症	69
菌交代現象	50
筋疾患	78
筋収縮	41,47
筋収縮の種類	85
筋収縮の様式	41
筋性斜頸	79
筋性防御	64
筋線維	41,47
筋組織	31
筋損傷	89
筋損傷の初期処置	90
筋電図	41,65
筋電図検査	74
筋の萎縮	64
筋の緊張	87
筋の生理	41
筋の働き	47
筋紡錘	42,47
筋力強化	85
筋力評価	87

く

項目	ページ
クインケ浮腫	61
空気	57
空気塞栓	51
空腸	36
クエン酸回路	45
クオリティ・オブ・ライフ	3
クスマウル呼吸	65
屈筋腱断裂	81
クッシング症候群	59,61,63,67

屈折	42
くも状血管腫	61
くも状指	63
クモ膜	38
くも膜下出血	68, 72
クラインフェルター	54
クラミジア	56
繰り返しの脱臼	74
グル音	63
グルカゴン	43
くる病	59, 63, 77
車いす	85
車椅子シーティング	86
クレチン症	67
クローヌス	65
グロームス腫瘍	76
クローン病	66

け

毛	39
経過	50
経過の説明	87
脛骨	33
脛骨過労性骨膜炎	82
脛骨近位端部骨折	82
脛骨神経麻痺	63
軽擦法	91
痙縮	84, 85
頸神経	39
頸神経叢	39
痙性歩行	73
計測	87
傾聴	3
頸椎	32
頸椎後縦靱帯骨化症	79
頸椎骨折	94
頸椎脱臼	93
頸椎椎間板ヘルニア	97
頸椎の運動	48
頸動脈三角	32
頸動脈洞反射	65
軽度認知障害	84
脛腓関節	33
脛腓靱帯結合	33
頸部の筋	32
頸部の静脈	35
頸部の動脈	34
頸部の軟部組織損傷	97
鶏歩	60
傾眠	60
けいれん	60, 72
ケーラー病	77
外科頸骨折	79
外科手術の禁止	5
外科的感染症	69

劇症肝炎	66
下血	51, 71
下水	57
下水処理法	58
下水の排水基準	58
血圧	44, 64
血液	31, 44
血液型	44
血液疾患	67
血液分布異常性ショック	70
結核	53, 64, 69
結核性脊椎炎	79
血管	34, 44
血管雑音	63
血管腫	54, 76
血管性認知症	68
血管造影検査	73
血管損傷の有無の確認	88
血管内腔閉塞	51
血球	44
月経周期	43
結合組織	31
血腫	51, 87
血漿	44
月状骨軟化症	77
血小板	44
血小板輸血	70
血清反応陰性脊椎関節症	77
結節	61
結節性多発性動脈炎	53
血栓	51
血栓塞栓	51
結腸	36
結腸癌	66
結腸半月ヒダ	36
結腸ヒモ	36
結腸膨起	36
血尿	51, 71
結膜	39
血友病	61
血友病性関節症	76
血流障害を伴う損傷	92
牽引療法	74, 91
肩関節	32
肩関節烏口下脱臼の固定	15
肩関節烏口下脱臼の診察および整復	14
肩関節周囲炎	80
肩関節脱臼	80, 93
肩関節の運動	47
肩関節不安定症	80
肩関節部の軟部組織損傷	97
腱器官	47
嫌気性処理	58
嫌気的代謝	45
限局性疾患	50

現金給付	4
献血者の条件	70
肩腱板損傷の診察	19
健康	55
肩甲下筋	32
健康管理	55
健康教育	55
肩甲挙筋	32
肩甲骨	32
肩甲骨関節窩骨折	79
肩甲骨骨折	94
腱交叉症候群	98
健康指標	55
健康寿命	85
肩甲上神経絞扼障害	98
健康診断	55, 56
健康増進	55, 56
健康増進法	55
健康日本21(第二次)	55
肩甲部の筋	32
健康保険法	4
言語聴覚士	85
肩鎖関節	32
肩鎖関節上方脱臼の固定	14
肩鎖関節上方脱臼の診察および整復	13
肩鎖関節脱臼	80, 93
腱鞘炎	81
腱損傷	90
腱損傷の初期処置	90
腱断裂	99
原虫	56
腱の手術	74
原発性アルドステロン症	67
原発性疾患	50
原発性免疫不全	53
腱反射	65, 73
腱板損傷	79
腱板断裂	79, 97
現物給付	4
肩峰下インピンジメント症候群	97
検脈部位	64

こ

高圧蒸気滅菌法	57
高エネルギー外傷	92
公害	58
口蓋	35
公害対策	58
合格証明書の交付	5
硬癌	53
睾丸	37
交換血管系	44
交感神経	39, 41
後期高齢者医療制度	4

索引（邦文）

項目	ページ
好気的代謝	45
後弓反張	59
口峡	35
咬筋	31
口腔	35
口腔温	46
口腔ケア	86
口腔腺	35
口腔前庭	35
後頸筋	32
後脛骨筋	34
後脛骨動脈	40
高血圧	52, 56, 64
高血圧症	67
抗原	53, 57
膠原病	68
硬口蓋	35
広告の制限	6
後骨間神経麻痺	78, 98
虹彩	42
交差適合試験	70
高次運動機能	42
合指症	81
高次脳機能障害	84
抗重力筋	48
咬傷	70
甲状腺	38
甲状腺機能亢進症	59
甲状腺機能低下症	59, 67
甲状腺刺激ホルモン	43
甲状腺腫大	62
甲状腺腫瘍	62
甲状腺のホルモン	43
高身長症	59
口唇ヘルペス	62
光線	50
構造	57
構造設備基準	6
梗塞	52
抗体	53, 57
叩打法	91
交通外傷	69
公的年金	4
後天性疾患	50
後天性免疫不全	53
喉頭	36
行動	55
後頭下筋	32
講道館柔道	3
喉頭筋	36
喉頭腔	36
喉頭軟骨	36
広背筋	32
紅斑	61
後腹筋	32
興奮の伝導	41
後方インピンジメント	101
硬膜	38
硬膜外麻酔	71
硬膜静脈洞	35
肛門	36
肛門括約筋	36
絞扼性神経障害	78
効率的な歩行	48
後療法	90
後療法の適否の確認	91
後療法を理解するための支援	93
高齢期特有の疾患・障害	46
高齢者骨折	88
高齢者の医療の確保に関する法律	56
高齢者の外傷予防	91
高齢者の外傷予防訓練	92
高齢者の自立支援	86
高齢者の生理学的特徴・変化	46
高齢者の保健	56
口裂周囲の筋	31
コーレス骨折の固定	11
コーレス骨折の診察および整復	10
鼓音	63
股関節	33
股関節外転位拘縮	99
股関節唇損傷	99
股関節屈曲位拘縮	99
股関節脱臼	93
（先天性）股関節脱臼と内反股による異常歩行	73
股関節内転位拘縮	99
股関節の運動	48
股関節付近の骨折を伴う脱臼	93
股関節部の軟部組織損傷	99
呼吸	44, 65
呼吸運動障害を伴う損傷	92
呼吸音	63
呼吸器	44
呼吸器系	36
呼吸器疾患	66
呼吸機能	66
呼吸筋	44
呼吸筋の仕事量	45
呼吸障害	52
呼吸調節	45
呼吸停止	72
呼吸部	36
呼吸リズム	65
国際疾病分類	84
国際障害分類	84
国際生活機能分類	84
国際保健	56
国際保健組織	56
国民医療費	4
国民健康保険法	4
鼓室	39
五十肩	80, 98
個人識別符号	3
個人情報	3
個人情報取扱事業者	3
個人情報の保護	3
個人的素因	50
姑息的手術	71
鼓腸と腹水	63
骨	31, 44
骨移植	71
骨および軟部腫瘍	76
骨格	40
骨格筋	41, 47
骨格筋の構造と機能	47
骨格系以外の所見	73
骨格系の所見	73
骨化性筋炎	82
骨関節結核	76
骨関節疾患	76
骨・関節の損傷	74
骨幹部骨折	80
骨幹部粉砕骨折	80
骨吸収	44
骨巨細胞腫	76
骨形成	44
骨腫	54
骨腫瘍	76
骨髄炎	76
骨髄腫	61, 67, 76
骨髄塞栓	51
骨数	31
骨性斜頸	79
骨性目標	64
骨折	64, 74, 88
骨折固有症状	88
骨折出血	72
骨折線の方向	88
骨折の数	88
骨折の合併症	74
骨折の経過	88
骨折の原因	88
骨折の治癒	52
骨折の程度	88
骨折の部位	88
骨折部と創部との交通の有無	88
骨組織	31
骨粗鬆症	77
骨端症	77
骨軟骨腫	76
骨肉腫	54, 76
骨膿瘍	76
骨の構造と機能	47
骨の手術	74
骨の性状	88
骨の生理	44
骨のモデリング	88

索引（邦文）

骨のリモデリング	88
骨の連結	31
骨盤	33
骨半規管	39
骨盤筋	33
骨盤骨骨折	81,94
骨盤の運動	48
骨盤疲労骨折	82
骨盤部の動脈	34
骨密度測定	74
骨迷路	39
固定の継続	90
固定法	74,90
固定を理解するための支援	93
言葉遣い	87
コプリック斑	62
鼓膜	39
コミュニケーション	3
固有口腔	35
孤立性骨嚢腫	76
ゴルジ腱器官	42
根治的手術	70
昏睡	60
コンディショニングの方法	92
コンパートメント症候群	82,100
コンピュータ断層撮影CT	73
昏迷	60

さ

災害医療	55
再開の届出	6
再教育研修	6
細菌	56
採光	6,57
最終評価	90
臍静脈	35
再生	52
再生能	52
再生不良性貧血	61,67
再疎通	51
最適条件	57
臍動脈	35
サイトカイン	53
最内肋間筋	32
細胞	31,41
細胞周期	31
細胞傷害型反応	53
細胞小器官	31
細胞性免疫	53
細胞内小器官	41
細胞分裂	31
細胞膜	41
債務不履行	3
再免許	5
作業態様に起因する健康障害	56

作業肥大	52
作業療法	85
作業療法士	7,85
鎖骨	32
坐骨	33
鎖骨外側端部骨折	79
鎖骨下筋	32
鎖骨骨幹部骨折	79
鎖骨骨折	94
坐骨神経痛	82
坐骨神経痛性側弯	59
雑音	87
サッカーにおける足関節の外傷予防	92
砂漠化	58
左葉	36
晒	27,91
サルコイドーシス	53
サルコペニア	86
猿手	63
酸塩基平衡	41,45
三角巾	27,91
三角筋	32
三角骨障害	82
酸化的リン酸化反応	45
産業廃棄物	58
産業疲労	56
産業保健	55
産業保健対策	56
残気量	44
三次治癒	69
三次予防	55
酸性雨	58
酸素の運搬	45

し

死	51
シアン	58
シーハン症候群	59
シェーグレン症候群	53
ジェファーソン骨折	79
耳介	39
自家移植	71
紫外線消毒	57
視覚	42
視覚器	39
耳管	39
色覚	42
磁気共鳴	92
磁気共鳴画像	73
色素代謝障害	51
敷地	57
子宮	38
子宮癌	54
糸球体ろ過	45

子宮粘膜	38
子宮壁	38
死腔	45
軸椎関節突起間骨折	79
軸椎歯突起骨折	79
刺激型反応	53
刺激伝導系	34
止血	44,71
止血術	71
止血法	72
試験事務	5
試験の実施者	5
自己管理に対する支援	93
自己決定権	3
指骨	32
趾骨	33
（手の）指骨骨折	94
趾骨骨折	95
死後の変化	51
事故防止対策	3
自己免疫異常	53
自己免疫疾患	53
死産率	55
支持	3
示指PIP関節背側脱臼の固定	18
四肢循環障害	77
示指伸筋	33
支持組織	31
脂質	45
四肢の計測	73
耳出血	71
思春期	43
視床下部のホルモン	43
耳小骨	39
自助具	85
視診	59
指伸筋腱皮下断裂	81
姿勢	42,48,59
姿勢制御	46
姿勢性側弯	59
姿勢調節	46
姿勢の観察	87
姿勢反射	42
姿勢評価	73
指節間関節脱臼	93
趾節間関節脱臼	93
指節骨骨折	81
脂腺	39
自然毒	56
自然免疫	44
持続牽引法による整復	74
膝蓋腱炎	82
膝蓋骨	33
膝蓋骨骨折	82,95
膝蓋骨脱臼	93
膝蓋大腿関節症	100

邦文索引		
膝蓋軟骨軟化症……100	周産期死亡率……55	受精……31,43
膝窩筋……34	十字靱帯損傷……82,100	主訴の聴取……87
膝窩嚢胞……82	収縮の加重……41	腫脹……87
膝関節……33	重症筋無力症……62,68	出血……51,71
膝関節十字靱帯損傷の診察……21	舟状骨骨折……80	出血性炎……53
膝関節周辺の滑液包炎……100	重傷度の判定……69	出血性梗塞……52
膝関節側副靱帯損傷……100	重心……48	出血性素因……51
膝関節側副靱帯損傷の診察……21	重心移動……48	術後感染症……69
膝関節脱臼……93	柔道……3	術式……71
膝関節内側側副靱帯損傷の固定……23	柔道整復師……3	出生後早期にみられる反射……48
膝関節の運動……48	柔道整復師の業務範囲……5	受動輸送……41
膝関節半月板損傷の診察……22	柔道整復師のプロフェッショナリズム……3	守秘義務……5,6
膝関節部の軟部組織損傷……99	柔道整復師の倫理綱領……3	シュモール結節……79
湿球黒球温度指数……57	柔道整復師法……4	種目別外傷予防……92
失血……70	柔道整復師法違反……6	腫瘍……53,70
失行症……85	柔道整復師法施行規則……4	腫瘍細胞……53
失語症……85	柔道整復師法施行令……4	腫瘍細胞骨格……53
実質性炎……52	柔道整復師法に係わる法令……6	主要臓器の触診部位……64
実質性臓器……35	柔道整復師名簿……5	腫瘍塞栓……51
失神……60	柔道整復施術の適否……92	腫瘍の分類……53
膝側副靱帯損傷……82	柔道整復の業……4	腫瘍マーカー……53
失調性歩行……61	柔道における肩関節の外傷予防……92	腫瘤……64
失認症……85	柔道の教育的効果……3	受領委任払い方式……4
疾病……50	柔道の理念……3	順化……57
疾病予防……55	柔道の歴史……3	循環……44
児童虐待……55	終動脈……34	循環器系……34
児童虐待の防止等に関する法律……55	十二指腸……36	循環器疾患……66
シナプス伝達……41	十二指腸潰瘍……66	循環血液量減少性ショック……70
死の定義……51	十二指腸堤筋……36	准看護師……6
死の判定……51	揉捏法……91	循環障害……51
紫斑……51,61	終脳……38	循環の調節……44
紫斑病……61	ジュール包帯……27,91	小陰唇……38
脂肪腫……54,76	手関節と手の運動……48	漿液性炎……53
脂肪塞栓……51	手関節部・手指部の変形……98	小円筋……32
脂肪肉腫……54	手関節部の脱臼……93	消化……45
脂肪変性……51	手技療法……88,91	障害学……84
死亡率……55	宿主……55	障害者の実態……84
視野……42	受験資格……5	障害の受容……85
社会福祉制度……4	手根管……32	障害の状況の聴取……87
社会保険制度……4	手根間関節……32	障害の評価……84
斜角筋隙……32	手根管症候群……78,98	消化液……45
尺側手根屈筋……33	手根骨……32	消化管ホルモン……45
尺側手根伸筋……33	手根骨骨折……94	消化器……45
斜頸……62,97	手根骨脱臼……93	消化器系……35
射精……43	手根中手関節……32	消化器疾患……66
尺骨……32	手根中手関節脱臼……93	上顎骨骨折……94
尺骨鉤状突起骨折……80	種子骨炎……83	消化性潰瘍……66
尺骨神経損傷……98	種子骨障害……83,101	浄化槽……58
尺骨神経麻痺……63,78	手指尺側偏位……63	松果体……38
ジャパン・コーマ・スケール……59,72	主疾患……50	償還払い方式……4
煮沸法……57	手指の先天異常……81	上気道……36
ジャンパー膝……82,100	手指の変形……81	焼却法……57
縦隔……37	手術……70	小胸筋……32
縦隔内損傷……72	手術による整復固定法……74	消極的要件……4
住居……57	手術療法……70,74,87	使用禁止……6
充血……51		上下橈尺関節……32

症候	50	
上行性伝導路	39	
症候性やせ	59	
上行大動脈	34	
猩紅熱	62	
踵骨棘	101	
踵骨骨折	82	
踵骨骨端症	77	
小坐骨孔	33	
上肢運動の発達	48	
小指外転筋	33	
小指球筋	33	
小趾球筋	34	
上肢周径	73	
小指伸筋	33	
上肢帯の運動	47	
上肢帯の筋	32	
小指対立筋	33	
上肢長	73	
上肢の関節と靱帯	32	
上肢の骨	32	
上肢の静脈	35	
上肢の動脈	34	
使用者責任	3	
小十二指腸乳頭	36	
小手術	70	
小循環	34	
上水	57	
浄水	57	
上水道	57	
使用制限	6	
掌蹠膿疱症性骨関節炎	77	
常染色体	31	
常染色体の異常	54	
常染色体優性遺伝疾患	54	
常染色体劣性遺伝疾患	54	
踵足	63, 82	
掌側骨間筋	33	
上大静脈	35	
小唾液腺	35	
小腸	36	
小腸壁	36	
情緒的対応	3	
小殿筋	33	
消毒	57	
消毒剤	57	
消毒法	57, 70	
小児運動発達の評価	84	
小児がん	54	
小児股関節結核	61	
小児骨折	74, 88	
小児保健	55	
小脳	39, 41, 42	
小脳変性症	60	
上皮小体	38	
上皮性腫瘍	53	
上皮組織	31
小舞踏病	60
小歩症	61
小脈	65
静脈	35
静脈管	35
静脈性出血	71
静脈麻酔	71
静脈瘤	77
照明	6, 57
小網	36
小菱形筋	32
省令	6
上腕筋	32
上腕骨	32
上腕骨遠位端部 T 字型骨折	80
上腕骨遠位端部 Y 字型骨折	80
上腕骨遠位部骨折	94
上腕骨外顆骨折	80
上腕骨外側上顆炎	80
上腕骨顆上骨折	80
上腕骨近位骨端線離開	79
上腕骨近位部骨折	94
上腕骨外科頸外転型骨折の診察および整復	8
上腕骨骨幹部骨折	94
上腕骨骨幹部三角筋付着部より遠位骨折の固定	9
上腕骨小頭骨折	80
上腕骨小頭障害	80
上腕骨通顆骨折	80
上腕骨内側上顆炎	80
上腕骨内側上顆骨端線離開	80
上腕三頭筋	33
上腕三頭筋および腱断裂	80
上腕動脈	40
上腕二頭筋	32
上腕二頭筋および腱断裂	80
上腕二頭筋長頭腱損傷	97
上腕二頭筋長頭腱損傷の診察	19
上腕の筋	32
上腕部の軟部組織損傷	98
初期の施術	90
初期発生	31
初期評価	90
職業病	55
食事摂取基準	56
触診	63, 87
褥瘡	61
食中毒	56
食道	35
食道炎	66
食道癌	66
食道壁	35
食品衛生	56
食品衛生法	56
食品添加物	56
食品の管理	56
食物と栄養	45
恕限度	57
助産師	6
女性化乳房	62
女性生殖器	38, 43
触覚	39, 42, 73
ショック	61, 70
ショパール関節損傷	101
徐脈	64
自律神経	39
自律神経系	41
自律神経反射	65
視力	42
心因性疼痛	84, 88
腎盂腎炎	68
侵害受容性疼痛	88
深胸筋	32
心筋	41
真菌	56
伸筋腱断裂	81
心筋梗塞	66
真菌症	70
腎筋膜	37
神経	40
神経因性疼痛	88
神経筋接合部	47
神経系	38
神経系疾患	68
神経系の構成	41
神経細胞	47
神経疾患	78
神経症	60
神経障害性関節症	77
神経鞘腫	54, 76
神経信号	41
神経性萎縮	51
神経性食思（欲）不振症	59
神経性調節	44
神経線維腫	54
神経組織	31
神経組織の成熟	48
神経損傷の有無の確認	88
神経損傷の初期処置	90
神経伝達物質	41
神経伝導検査	84
神経伝導速度検査	74
神経の手術	74
神経の生理	41
神経病性関節症	77
神経ブロック	71
神経麻痺	78, 84
心原性ショック	70
進行癌	53
人工呼吸法	72

索引（邦文）

索引（邦文）

進行性筋ジストロフィー ………………………… 61, 64, 68, 78
人口静態統計 …………………… 55
進行性病変 ……………………… 52
人口動態統計 …………………… 55
親告罪 …………………………… 5
腎細胞癌 ………………………… 54
診察 ……………………………… 59
心雑音 …………………………… 63
診察環境の整備 ………………… 87
深指屈筋 ………………………… 33
心疾患 ……………………… 56, 65
腎疾患 …………………………… 68
心室細動 ………………………… 66
心室中隔欠損症 ………………… 67
心周期 …………………………… 44
人種素因 ………………………… 50
滲出性炎 ………………………… 52
浸潤性増殖 ……………………… 53
浸潤麻酔 ………………………… 71
シンスプリント …………… 82, 100
振戦 ……………………………… 60
振戦法 …………………………… 91
心臓 ………………………… 34, 44
腎臓 ………………………… 37, 45
腎臓のホルモン ………………… 43
心臓壁 …………………………… 34
心臓弁膜症 ………………… 61, 66
身体運動 ………………………… 47
身体計測 ………………………… 84
身体所見 ………………………… 84
靱帯損傷 …………………… 74, 90
人体の発生 ……………………… 31
心濁音界 ………………………… 63
身長 ……………………………… 73
伸張反射 ………………………… 42
伸長法 …………………………… 91
心停止 …………………………… 72
心電図 ……………………… 44, 65
深度 ……………………………… 69
浸透 ……………………………… 41
振動 ……………………………… 57
浸透圧 …………………………… 41
振動覚 …………………………… 73
深背筋 …………………………… 32
心肺蘇生法 ……………………… 72
心拍出量 ………………………… 44
深腓骨神経麻痺 ………………… 83
深部感覚 ………………… 39, 42, 65
深部腱反射 ……………………… 65
深部静脈血栓症 …………… 67, 77
心不全 ……………………… 59, 61
腎不全 ……………………… 61, 68
深部反射 ………………………… 73
心房細動 …………………… 64, 66
心房中隔欠損症 ………………… 67

心膜摩擦音 ……………………… 63
腎門 ……………………………… 37
心理的評価 ……………………… 84
診療放射線技師法 ……………… 7
診療放射線技師法違反 ………… 5

す

随意運動 ………………………… 47
随意性跛行 ……………………… 61
水泳における体幹の外傷予防 … 92
膵管 ……………………………… 36
膵癌 ……………………………… 66
水系感染症 ……………………… 57
水源 ……………………………… 57
遂行された運動の誤差調節 …… 47
水質基準 ………………………… 58
水腫 ……………………………… 52
膵臓 ………………………… 36, 38
膵臓のホルモン ………………… 43
錐体外路 …………………… 39, 42
錐体路 ……………………… 39, 42
膵島 ……………………………… 43
水分喪失による脱水症 ………… 52
水分バランス …………………… 41
水疱 ……………………………… 61
髄膜 ……………………………… 38
髄膜炎 ……………………… 59, 68
睡眠 ……………………………… 41
髄様癌 …………………………… 53
鋤手 ……………………………… 63
スタンダード・プリコーション … 57
ストレス …………………… 50, 56
スプーン状爪 …………………… 61
スポーツ外傷 …………………… 74
スポーツ障害 …………………… 74
スポーツ障害肩 ………………… 80
スポーツ心臓 …………………… 64
スポーツ整形外科 ……………… 74
スワンネック変形 ……… 63, 81, 99

せ

清音 ……………………………… 63
生活関連動作 …………………… 84
生活習慣 ………………………… 55
生活習慣病 ……………………… 56
生活の質 ……………………… 3, 56
生活保護法 ……………………… 4
生活様式の聴取 ………………… 87
精管 ……………………………… 37
性器出血 ………………………… 71
整形外科学 ……………………… 73
整形外科診察法 ………………… 73
整形外科的検査法 ……………… 73
整形外科的治療法 ……………… 74

性行為感染症 …………………… 68
精索 ……………………………… 37
精子 ………………………… 37, 43
静止膜電位 ……………………… 41
正常心音 ………………………… 63
正常体温 ………………………… 64
生殖 ……………………………… 43
生殖器系 ………………………… 37
生殖細胞 ………………………… 31
生殖腺 …………………………… 43
精神障害 ………………………… 56
精神状態 ………………………… 59
精神の病気 ……………………… 56
精神保健 ………………………… 56
成人保健 ………………………… 56
精神保健及び精神障害者福祉に関する法律 ……………………… 56
性染色体 ………………………… 31
性染色体の異常 ………………… 54
性素因 …………………………… 50
精巣 ………………………… 37, 38
精巣上体 ………………………… 37
精巣のホルモン ………………… 43
生存権 …………………………… 3
声帯 ……………………………… 36
生体機能検査 …………………… 65
生体計測 ………………………… 40
生体の恒常性 …………………… 41
生体防御 ………………………… 44
正中神経麻痺 ………… 63, 78, 98
成長期の外傷予防 ……………… 92
成長ホルモン …………………… 43
成長ホルモン分泌不全性低身長症 ……………………………… 59, 67
精嚢 ……………………………… 37
整復後の確認 …………………… 90
整復法 …………………………… 90
整復を理解するための支援 …… 92
生物的外因 ……………………… 50
性分化 …………………………… 43
生命徴候 ………………………… 64
生理的萎縮 ……………………… 50
生理的再生 ……………………… 52
生理的弯曲 ……………………… 32
政令 ……………………………… 6
精路 ……………………………… 37
セーバー病 ………………… 77, 101
セカンドインパクトシンドローム … 72
セカンドオピニオン …………… 3
赤色血栓 ………………………… 51
赤色皮膚線条 …………………… 63
脊髄 ………………………… 39, 41
脊髄腫瘍 ………………………… 78
脊髄神経 ………………………… 39
脊髄神経叢 ……………………… 39
脊髄性小児麻痺 ………………… 78

脊髄損傷	72, 78
脊髄損傷症状のある損傷	92
脊柱	32
脊柱後弯姿勢	59
脊柱側弯姿勢	59
脊柱側弯症	79
脊柱損傷	72
脊椎カリエス	59
脊椎骨折	72
赤脾髄	35
施術管理者	4
施術者の態度	3
施術終了の判断	91
施術所	4, 6
施術適応判断	92
施術の制限	5
施術の適否の確認	88
施術の同意	87
施術前の確認	87
施術録	90
施術を中止する判断	91
癤	69
舌	35
石灰化	51
切開術	71
石灰沈着性滑液包炎	76
石灰沈着性腱炎	76
積極的要件	4
赤血球	44
赤血球輸血	70
摂食嚥下障害	84
切除術	71
切断術	71
折転帯	27, 91
舌乳頭	35
説明と同意	87
セルトリ細胞	37
線維化	52
線維腫	54
線維性骨異形成	76
線維性の連結	31
線維素性炎	53
線維素溶解	44
線維肉腫	54
腺癌	54
前癌性病変	53
善管注意義務	3
浅胸筋	32
前鋸筋	32
浅頸筋	32
前頸筋	32
前脛骨筋	34
前脛骨コンパートメント症候群	78
全血輸血	70
仙骨	32
前骨間神経麻痺	98

仙骨神経	39
仙骨神経叢	39
浅指屈筋	33
穿刺術	71
腺腫	53
洗浄	69
腺上皮	31
染色体	31
染色体異常	54
全身運動	48, 85
全身感染症	69
全身状態の確認	87
全身状態の観察	87
全身性エリテマトーデス	53, 61, 68
全身性強皮症	68
全身性筋疾患	78
全身性硬化症	53
全身性疾患	50
全身性神経疾患	78
全身性の骨・軟部疾患	77
全身の観察	87
全身麻酔	71
全層植皮	71
尖足	63, 82
浅側頭動脈	40
選択の自由	3
先端巨大症	63, 67
仙腸関節	33
仙椎の運動	48
前庭	39
前庭器官	42
先天性異常	54
先天性筋性斜頸	62
先天性股関節脱臼	81
(先天性) 股関節脱臼と内反股による異常歩行	73
先天性骨系統疾患	77
先天性疾患	50
先天性心疾患	61, 63, 67
浅背筋	32
浅腓骨神経麻痺	83
前腹筋	32
前方インピンジメント	100
せん妄	60
泉門	31
前立腺	37
前立腺癌	54, 68
前立腺肥大症	68
前腕骨遠位部骨折	94
前腕骨近位部骨折	94
前腕骨骨幹部骨折	94
前腕コンパートメント症候群	98
前腕の筋	33
前腕部の軟部組織損傷	98

そ

騒音	57
創外固定	90
臓器	35
臓器移植	71
早期癌	53
早期手術	70
臓器素因	50
臓器損傷の有無の確認	88
装具	85
総頸動脈	40
造血	44
走行	48
双子筋	33
総指伸筋	33
創傷	69
創傷治癒	52
増殖	52, 53
増殖性炎	53
臓側腹膜	36
総胆管	36
蒼白	61
総腓骨神経麻痺	78
僧帽筋	32
僧帽弁狭窄症	66
僧帽弁閉鎖不全症	66
足関節外側靱帯損傷の固定	25
足関節外側靱帯損傷の診察	25
足関節果部骨折	82
足関節衝突性外骨腫症	82
足関節と足部の運動	48
足関節捻挫	82
足関節部の軟部組織損傷	100
足根間関節	33
足根管症候群	78, 83, 101
足根骨	33
足根骨骨折	95
足根骨脱臼	93
足趾骨折	82
足趾の変形	83
塞栓	51
足底圧	48
足底筋	34
足底腱膜炎	101
側頭筋	31
側脳室	38
足背動脈	40
足背の筋	34
続発性疾患	50
側腹筋	32
側副血管	34
側副靱帯損傷	98
足部・足趾の変形、軟部組織損傷	101

索引（邦文）

速脈……64
鼡径管……32
鼡径靱帯……33
鼡径部痛……81
鼡径部痛症候群……99
組織……31,41
組織適合性抗原……71
咀しゃく筋……31
ソマトスタチン……43
損害賠償……4
損傷……69
損傷に類似した症状を示す疾患……92
損傷部にみられる典型的な所見……87
損傷や疾患の説明……87
尊重……3

た

ターナー症候群……54,59,62
タール便……51
第1Köhler病……101
第1指MP関節側副靱帯損傷……99
第2Köhler病……101
第5中手骨頸部骨折の固定……11
体位……48,59
第1ケーラー病……101
大陰唇……38
体液……41,45
体液区分……41
体液量……41
大円筋……32
体温……46,64
体温の調節……46
体格……59
体幹と四肢のバランス……73
体幹と脊柱の運動……48
待期手術……70
大胸筋……32
体型……59,73
大結節骨折……79
退行性病変・代謝障害……50
大坐骨孔……33
第3腓骨筋……34
胎児循環……35
体質……50
代謝障害……51
大十二指腸乳頭……36
大手術……70
体循環……34
大循環……34
代償性肥大……52
帯状疱疹……61
対診……87
体節の回旋運動……48
大前庭腺……38
大腿筋膜張筋……33

大腿骨……33
大腿骨遠位部骨折……95
大腿骨顆部骨壊死……82
大腿骨顆部骨折……82
大腿骨近位骨端線離開……81
大腿骨近位部骨折……94
大腿骨頸部骨折……81
大腿骨骨幹部骨折……82,94
大腿骨転子部骨折……81
大腿骨頭壊死……81
大腿骨頭壊死症……99
大腿骨頭すべり症……81,99
大腿三角……34
大腿四頭筋……34
大腿四頭筋損傷……82
大腿四頭筋肉ばなれ……99
大腿四頭筋の診察……20
大腿動脈……40
大腿二頭筋……34
大腿の筋……33
大腿部骨化性筋炎……99
大腿部打撲……99
大腿部打撲の診察……20
大腿部肉ばなれ……82
大腿部の軟部組織損傷……99
大腿方形筋……33
大唾液腺……35
大腸……36
大腸癌……54,66
大腸菌……58
大腸壁……36
大殿筋……33
大動脈解離……67
大動脈弓……34
大動脈弁狭窄症……65,66
大動脈弁閉鎖不全症……65,67
大動脈瘤……67
大内転筋……34
第2ケーラー病……101
大脳〔基底〕核……38
大脳基底核……41,42
大脳髄質……38
大脳動脈輪……34
大脳半球……38
大脳皮質……38,41
胎盤……35,43
体表解剖……40
体表区分……40
大脈……65
大網……36
大菱形筋……32
多因子性遺伝疾患……54
ダウン症候群……54
唾液……35,45
唾液腺……35
濁音……63

蛇行帯……27,91
多指症……81
打診……63
打診音……63
立入検査……6
脱臼……89
脱臼骨折……92,93
脱臼固有症状……89
脱臼数……89
脱臼の経過……89
脱臼の原因……89
脱臼の程度……89
脱臼の頻度と機序……89
脱水症……52
多頭帯……27,91
タナ障害……82,100
多発性筋炎……53,68
多発性硬化症……60
多発性神経線維腫症……77
樽状胸……62
痰……66
単一機械構造……47
単因子性遺伝疾患……54
胆汁……36,46
胆汁色素代謝障害……51
単収縮……41
単純撮影……73
単純性股関節炎……81,99
単純性肥満……59
単純性ヘルペス……62
単純性疱疹……61
短小指屈筋……33
炭水化物……45
弾性血管系……44
男性生殖器……37,43
胆石症……59,61,66
胆道……45,46
短橈側手根伸筋……33
単頭帯……27,91
丹毒……69
短内転筋……34
胆嚢……36
胆嚢炎……66
蛋白質……45
蛋白質変性……51
弾発股……99
弾発指……81
短腓骨筋……34
短母指外転筋……33
短母指屈筋……33
短母指伸筋……33

ち

チアノーゼ……61
地域医療……55

― 116 ―

地域保健	中脳	テープ
4, 55	38	27, 91
地域保健法	肘部管症候群	適応
55	78, 98	57
地域リハビリテーション	虫様筋	摘出術
86	33	71
チェーン・ストークス呼吸	治癒過程の異常経過	てこの構造
65	89	47
遅延型反応	治癒の判断	デゾー包帯
53	91	27, 91
知覚	超音波画像	テタニー
47	73, 92	60
力の単位	超音波検査	鉄欠乏性貧血
47	40	61, 67
地球温暖化	聴覚	鉄代謝障害
58	42	51
地球環境	聴覚器	テニス肘
58	39	80, 98
恥骨	聴覚器官	手の筋
33	42	33
恥骨筋	長胸神経麻痺	(手の)指骨骨折
34	97	94
腟	腸脛靱帯炎	手の熱傷
38	82, 100	69
腟円蓋	腸骨	デブリドマン
38	33	69
チック	長趾屈筋	デュピュイトラン拘縮
60	34	81, 99
窒素化合物	長趾伸筋	転移
58	34	53
知能	腸絨毛	伝音機構
60	36	42
遅脈	長掌筋	てんかん
65	33	60, 68
着床	聴診	転帰
43	63	50
チャドック反射	腸腺	電気
65	36	50
中・下位頸椎損傷	長橈側手根伸筋	電気生理学的検査
79	33	74, 84
肘関節	長内転筋	電気的活動
32	34	44
肘関節後外側回旋不安定症	長腓骨筋	電撃症
98	34	69
肘関節後方脱臼の固定	腸閉塞	電子伝達系
17	62, 66	45
肘関節後方脱臼の診察および整復	長母指外転筋	点状出血
16	33	51
肘関節脱臼	長母指屈筋	転倒のリスク要因
93	33	91
肘関節と前腕の運動	長母趾屈筋	転倒予防
48	34	91
肘関節付近の骨折を伴う脱臼	長母指伸筋	伝導路
93	33	39
肘関節部の軟部組織損傷	長母趾伸筋	
98	34	
中間層植皮	長母指伸筋腱皮下断裂	と
71	81	
中間評価	腸腰筋	頭蓋冠骨折
90	33	72
肘筋	直腸	頭蓋骨骨折
33	36	94
中腔性臓器	直腸温	頭蓋底骨折
35	46	72
中耳	直腸癌	頭蓋内出血
39	66	72
中手筋	治療法の説明	頭蓋表筋
33	87	31
中手骨		動眼神経麻痺
32	つ	62
中手骨骨折		投球骨折
94	椎骨	80
中手指節関節	32	同系移植
32	痛覚	71
中手指節関節脱臼	39, 42, 73	統計解析
93	痛覚の抑制システム	55
虫垂	43	糖原変性
36	痛風	51
虫垂炎	68, 76	瞳孔
64	槌指	42
中枢神経	81	瞳孔反射
47	爪	65
中枢神経系	39	橈骨
38, 41	爪の異常	32
中枢性麻痺	61	橈骨遠位端骨折
60, 85		80
中足筋	て	橈骨頸部骨折
34		80
中足骨	ティーツェ病	橈骨手根関節
33	79	32
中足骨骨折	低温消毒法	橈骨神経損傷
82, 95	57	98
中足骨脱臼	低温熱傷	橈骨神経麻痺
93	69	63, 78, 98
中足骨疲労骨折	定型的鎖骨骨折の固定	橈骨頭骨折
83	8	80
中足趾節関節脱臼	定型的鎖骨骨折の診察および整復	橈骨動脈
93	7	40
中殿筋	低血圧	動作に伴う疼痛
33	64	87
中殿筋麻痺	抵抗血管系	糖質
60	44	45
肘頭骨折	低身長症	同時定着時期
80	59	48
肘頭骨端線離開	低体温	等尺性収縮
80	64	41
中毒		同種移植
50		71
肘内障		凍傷
93		69
肘内障の診察および整復		
17		

索引(邦文)

動静脈吻合……………………34	内臓損傷の合併が疑われる損傷……92	尿管結石……………………59
橈側手根屈筋…………………33	内臓反射………………………41	尿管壁………………………37
等張性収縮……………………41	内側靱帯損傷…………………100	尿細管………………………45
疼痛回避歩行…………………73	内側側副靱帯断裂……………80	尿酸代謝障害…………………51
疼痛の部位および出現状況の聴取…87	内側ヒダ障害…………………82	尿道…………………………37
糖尿病……………51,56,59,65,67	内側翼突筋……………………31	尿道海綿体……………………37
頭皮の損傷……………………72	内転筋管………………………34	尿道球腺………………………37
頭部・顔面部外傷……………72	内転筋群………………………34	尿毒症…………………………65
頭部・顔面部の打撲…………97	内転筋腱裂孔…………………34	尿の成分………………………45
頭部・顔面部の軟部組織損傷…97	内軟骨腫………………………76	尿崩症…………………………67
動物寄生体……………………50	内反膝………………………63,100	尿路結石症……………………68
頭部の運動……………………48	内反小趾………………………83	尿路疾患………………………68
頭部の筋………………………31	内反足…………………………82	妊産婦死亡率…………………55
頭部の静脈……………………35	内部環境…………………41,57	妊娠…………………………43
頭部の動脈……………………34	内分泌…………………………43	認知症……………………56,68,84
動脈……………………………34	内分泌撹乱化学物質…………50	認知症高齢者への支援………86
動脈管…………………………35	内分泌器系……………………38	認知症の評価…………………84
動脈性出血……………………71	内分泌障害……………………50	
動揺性肩関節症…………80,97	内分泌腺………………………43	**ね**
登録事務………………………5	内分泌・代謝疾患……………67	
登録の消除……………………5	内分泌部………………………36	猫鳴き症候群…………………54
トータル・ヘルスプロモーション・プラン…56	内分泌療法……………………70	寝違え…………………………97
特異性炎………………………53	内閉鎖筋………………………33	熱感……………………………87
特異度…………………………87	内肋間筋………………………32	熱産生…………………………46
特殊な熱傷……………………69	ナトリウム喪失による脱水症…52	熱傷……………………………69
毒素型…………………………56	軟口蓋…………………………35	熱傷範囲………………………69
特発性血小板減少性紫斑病…67	軟骨異栄養症…………………59	熱性けいれん…………………60
特発性疾患……………………50	軟骨腫…………………………54	熱中症…………………………68
特発性側弯……………………59	軟骨性の連結…………………31	熱放散…………………………46
吐血………………………51,71	軟骨組織………………………31	ネフローゼ症候群……………68
ド・ケルバン病………………81,98	軟骨肉腫………………………76	捻挫……………………………74
閉じこもり……………………56	軟骨無形成症…………………77	捻挫(靱帯損傷)の初期処置…90
閉じこもり予防………………86	軟部組織感染症………………76	年齢階級別国民医療費………4
徒手筋力テスト…………73,85	軟部組織損傷…………………89,98	年齢素因………………………50
徒手検査………………………87	軟部組織損傷の初期処置……90	
徒手整復の適応………………90	軟膜……………………………38	**の**
徒手整復法……………………74		
突進歩行………………………60	**に**	脳……………………………43
突然変異………………………50		脳圧亢進………………………64
都道府県知事の指示…………6	肉芽組織……………………52,69	脳圧亢進症…………………52,65
トライツ靱帯…………………36	肉腫………………………53,76	脳炎……………………………60
トリックモーション…………87	肉ばなれの診察………………20	脳回……………………………38
ドレッシング…………………69	二酸化炭素の運搬……………45	脳外傷…………………………85
トレムナー反射………………65	二次治癒………………………69	脳幹………………………38,41,42
トレンデレンブルグ歩行……60	二次予防………………………55	脳血管障害…………56,59,60,62
	日常生活動作…………………56	脳溝……………………………38
な	日内変動………………………46	脳梗塞………………………68,72
	二点識別覚……………………73	脳挫傷…………………………72
内因……………………………50	乳癌……………………………54	脳死……………………………51
内寛骨筋………………………33	乳歯……………………………35	脳室……………………………39
内固定…………………………90	乳児死亡率……………………55	脳疾患…………………………65
内耳……………………………39	乳汁分泌………………………43	脳死判定………………………71
内出血…………………………72	乳腺……………………………39	脳出血………………………68,72
内臓感覚………………………42	乳頭腫…………………………53	脳神経…………………………39
内臓機能の調節………………41	尿……………………………45	脳しんとう……………………72
	尿管……………………………37	脳性小児麻痺…………………60

項目	ページ
脳性麻痺	78
脳卒中	72, 85
脳頭蓋	31
能動輸送	41
脳の高次機能	41
脳波	41, 65, 84
膿瘍	69
ノーマライゼーション	3

は

項目	ページ
歯	35
パーキンソン病	59, 60, 61, 68, 85
バージャー病	60
バーセル指数	84
肺	37
肺うっ血	51
パイエル板	36
肺炎	66
バイオフィードバック	85
肺癌	54, 66
肺肝境界	63
廃棄物	58
廃棄物処理	58
肺胸膜	37
肺結核	66
敗血症	69
肺血栓塞栓症	66
廃止の届出	6
肺循環	34
排除	52
背側骨間筋	33
梅毒	53, 68, 69
排尿	45
排尿反射	45
肺の損傷	72
背部の筋	32
肺胞換気量	45, 65
肺胞内圧	44
肺門	37
肺野の打診	63
廃用症候群	56, 85
廃用性萎縮	50, 64
排卵	38
ハインリッヒの法則	3
薄筋	34
白質	38
白色血栓	51
麦穂帯	27, 91
白線	32
白脾髄	35
跛行	73
はさみ状歩行	60
橋本病	53, 62, 67
播種性血管内凝固症候群	51, 67
破傷風	59, 60, 70
バスケットボールにおける膝関節の外傷予防	92
バセドウ病	60, 62, 64, 67
バゾプレッシン	43
破綻性出血	51
ばち指	61, 63
発育性股関節脱臼	81
発育特性	46
白血球	44
白血病	54, 61
発生原因の聴取	87
罰則	6
発達性股関節脱臼	60
発痛物質	42
発熱	46, 64
鳩胸	79
鼻	36
ばね股	81
ばね指	81, 99
バビンスキー反射	65
ハムストリングス肉ばなれ	99
ハムストリングスの診察	20
針筋電図	84
晩期手術	70
半奇静脈	35
ハングマン骨折	79
半月板損傷	82, 99
半腱様筋	34
半昏睡	60
瘢痕組織	52, 69
反射	42, 47, 48, 73
反射弓	42, 47
反射検査	65
反射中枢	47
板状硬	64
斑状出血	51
伴性劣性遺伝疾患	54
ハンセン病	53
ハンター舌炎	62
反張膝	100
ハンチントン病	60
反動痛	64
パンナー病	98
反応	48
反復性肩関節脱臼	93
反復性膝蓋骨亜脱臼	82
反復性膝蓋骨脱臼	82
半膜様筋	34

ひ

項目	ページ
非遺伝性疾患	50
ビオー呼吸	65
皮下腫瘤	64
非感染性軟部疾患	76
鼻腔	36
腓骨	33
尾骨	32
腓骨筋群	34
腓骨筋腱脱臼	100
尾骨骨折	94
鼻骨骨折	94
尾骨神経	39
尾骨神経叢	39
腓骨神経麻痺	60, 63
膝関節	33
膝関節十字靱帯損傷の診察	21
膝関節側副靱帯損傷の診察	21
膝関節脱臼	93
膝関節内側側副靱帯損傷の固定	23
膝関節の運動	48
膝関節半月板損傷の診察	22
膝側副靱帯損傷	82
肘関節脱臼	93
鼻出血	71
非上皮性腫瘍	53
皮静脈	40
尾状葉	36
微生物	56
脾臓	35
肥大	52
ビタミンD	43, 44
ビタミンB_2欠乏	62
ビタミン類	45
泌尿器系	37
微熱	64
皮膚	39
皮膚移植	71
皮膚感覚	42
皮膚感覚受容器	42
皮膚筋炎	53, 68
皮膚腫瘍	64
皮膚切開法	71
皮膚腺	39
皮膚損傷の有無の確認	88
皮膚の色調	61
皮膚の手術	74
皮膚の状態	61
皮膚の性状	61
被包	52
ヒポクラテス顔貌	61
ヒポクラテスの誓い	3
肥満	59
肥満度	59
病因	50, 55
評価	90
病原微生物	50
表在感覚	65
表在反射	65, 73
被用者保険	4
標準予防策	57
表情筋	31

索引（邦文）

病的骨折……74
病的骨折および脱臼……92
病的再生……52
病的脱臼……74
病的反射……65,73
平等権……3
表皮植皮……71
表皮嚢腫……76
病変……50
病名……50
表面麻酔……71
病理学……50
病歴聴取……87
日和見感染……50
びらん……69
疲労骨折……74
広さ……57
貧血……61,62,64
貧血性萎縮……50
頻脈……64

ふ

ファロー四徴症……61,67
フィードバック……41
フォルクマン拘縮……78,80
フォン・レックリングハウゼン病……77
不快指数……57
腹腔内出血……72
腹腔内臓器の損傷……72
副交感神経……39,41
副甲状腺……38
副甲状腺（上皮小体）のホルモン……43
副甲状腺（上皮小体）ホルモン……44
複雑な反射……42
福祉制度……56
副腎……38
副腎髄質のホルモン……43
副腎皮質刺激ホルモン……43
副腎皮質のホルモン……43
腹水……62
副膵管……36
副生殖腺……43
腹帯……27,91
腹大動脈……34
腹直筋鞘……32
副半奇静脈……35
副鼻腔……36
腹部外傷……72
腹部の筋……32
腹壁静脈の怒張……62
腹壁の損傷……72
腹膜……36
腹膜炎……66
腹膜腔……36
腹膜後器官……36

腹膜垂……36
浮腫……52,61
腐食毒……50
不随意運動……60
不正行為者の処分……5
不整脈……64,66
付属生殖腺……37
物体（剛体）に働く力……47
物理的外因……50
物理的環境因子による健康障害……55
物理的止血……72
物理療法……88,91
不適合輸血……70
舞踏運動……60
不法行為……3
フライバーグ病……77,101
プライバシー保護……3
プライマリヘルスケア……55
ブラント病……77
不利益処分の救済……5
フレイル……86
プロゲステロン……43
ブロディ……76
プロフェッショナリズム……3
プロラクチン……43,44
フロン……58
分化……44
分化度……53
吻合術……71
分娩……43
分娩麻痺……78
分回し歩行……60
粉瘤……76

へ

平圧蒸気滅菌法……57
ベイカー嚢胞……82
平滑筋……41
平滑筋腫……54
平滑筋肉腫……54
平均寿命……85
平均余命……55
平衡覚器……39
平衡覚障害……62
平衡感覚……42
閉塞性ショック……70
閉塞性動脈硬化症……60,67,77
ベーチェット病……61,62,68
壁側胸膜……37
壁側腹膜……36
ベクトル……47
ベネット骨折……81
ベネット損傷……97
ヘバーデン結節……63,81,99
ヘモグロビン……44

ヘルスプロモーション……55
ペルテス病……61,77,81,99
変形性関節症……61,63,76
変形性頸椎症……79
変形性肩関節症……80
変形性肩鎖関節症……80
変形性股関節症……81,99
変形性膝関節症……82,100
変形性肘関節症……80,98
変形性腰椎症……79
変形の触知……87
弁口と弁……34
変質性炎……52
変性……51
扁平上皮癌……54
扁平足……82
扁平足障害……101
片麻痺歩行……60

ほ

ボアス点……64
蜂窩織炎……69
方形回内筋……33
方形葉……36
縫合……31
膀胱……37
膀胱炎……68
膀胱括約筋……37
縫工筋……34
膀胱三角……37
膀胱壁……37
縫合法……71
房室ブロック……66
放射線……50,53,57,92
放射線の人体照射……5
放射線療法……70
放線菌症……70
蜂巣炎……69
包帯……27,91
包帯各部の名称……27
包帯交換……90
包帯の種類……27,91
包帯の走行……27,91
包帯の巻き方……27,91
包帯法……27,91
膨張性……53
包皮……37
膨隆……62
保健管理……55
保健教育……55
保健師……6
保健師助産師看護師法……6
保健指導……6
保健所……56
歩行……42,48,60

歩行運動	48	
歩行周期	48	
歩行能力と転倒	91	
歩行の観察	87	
歩行補助具	85, 91	
歩行練習	85	
母指球筋	33	
母趾球筋	34	
ポジショニング	86	
母指対立筋	33	
母指内転筋	33	
母子保健	55	
母子保健指標	55	
母子保健法	55	
母性保健	55	
補装具	85	
補足運動野	42	
保存法	56	
保存療法	74, 87	
補体	53	
母体保護法	55	
ボタロー管	35	
ボタン穴変形	63, 81, 99	
勃起	43	
補填対象	4	
骨	31	
骨の連結	31	
ホメオスタシス	41	
ポリオ	78	
ホルモン	43, 53	
本態性疾患	50	
本態性振戦	60	

ま

マーデルング変形	81, 98	
前かがみの姿勢	59	
膜迷路	39	
麻疹	62	
麻酔	71	
末期癌	53	
マックバーネ点	64	
末梢神経	47	
末梢神経系	38, 41	
末梢神経性萎縮	64	
末梢神経損傷	60, 90	
末梢神経損傷を伴う損傷	92	
末梢神経の圧痛点	40	
末梢性麻痺	60	
末梢動脈疾患	77	
麻痺	60	
麻痺性歩行	60, 73	
マルファン症候群	59, 62, 63, 77	
マレットフィンガー	81, 98	
マン・ウェルニッケ姿勢	59	
満月様顔貌	61	

慢性肝炎	66	
慢性骨髄炎	76	
慢性痛	88	
慢性疼痛	85	
慢性白血病	67	
慢性閉塞性肺疾患	62, 66	

み

ミオクローヌス	60	
味覚	42	
味覚器	40	
味覚神経	40	
水	45	
身だしなみ	87	
水俣病	58	
身の回り動作	84	
未分化癌	54	
脈拍	64	
脈拍異常	64	
脈管	40	
脈管系	34	
味蕾	40	

む

無機物	45	
無診察治療	6	

め

迷走神経反射	64	
名簿の訂正	5	
メタボリックシンドローム	56	
滅菌法	70	
メディカルチェック	92	
免疫	50, 53, 57	
免疫異常	53	
免疫機能	44	
免疫系器官	44	
免疫系細胞	44	
免疫複合体型反応	53	
免疫不全	53	
免疫療法	70	
免許	4	
免許証の書換え交付	5	
免許証の再交付	5	
免許証返納	5	
免許取り消し	5	
免許の申請	5	
免許の付与者	5	
メンタル・ヘルス	56	

も

毛細血管性出血	71	

盲腸	36	
網膜	42	
モートン病	78, 83, 101	
モルキオ症候群	59	
門〔静〕脈	35	
モンテギア骨折	80	
門脈圧亢進症	62	
門脈うっ血	51	

や

野球肩	80	
野球肘	80, 98	
薬剤師	7	
薬剤師法	7	
薬剤師法違反	5	
薬品	50	
薬品投与の禁止	5	
薬物療法	74	

ゆ

ユーイング	76	
融解壊死	51	
有害重金属	58	
有機水銀	58	
遊脚相	48	
有機リン	58	
有茎植皮術	71	
有痛性外脛骨	101	
有痛性踵骨棘	83	
有痛性分裂膝蓋骨	82, 100	
誘発筋電図	42	
有病率	55	
遊離植皮術	71	
遊離皮弁	71	
輸液	70	
床反力	48	
輸血	70	
輸送	41	
指伸筋腱皮下断裂	81	

よ

癰	69	
要介護状態	86	
溶血性貧血	61	
腰神経	39	
腰神経叢	39	
腰椎	32	
腰椎骨折	94	
腰椎損傷	79	
腰椎椎間板ヘルニア	79	
腰椎の運動	48	
腰椎分離症	79	
腰椎（分離）すべり症	79	

索引(邦文)

腰椎麻酔……………………71
腰痛症………………………79
要配慮個人情報………………3
腰部脊柱管狭窄症………60,79
腰部の軟部組織損傷…………97
容量血管系…………………44
翼状頸………………………62
予後…………………………50
四日市喘息…………………58
予防医学……………………55
予防接種……………………57
予防接種法…………………57
四原則…………………………3

ら

ライディッヒ細胞……………37
螺旋帯……………………27,91
卵円孔………………………35
卵管…………………………38
卵巣…………………………38
卵巣周期……………………43
卵巣嚢腫……………………62
卵巣のホルモン……………43
卵胞…………………………38
卵胞刺激ホルモン…………43

り

理学的消毒法………………57
理学療法……………………85
理学療法士………………7,85
理学療法士及び作業療法士法……7
罹患率………………………55
リケッチア…………………56
梨状筋………………………33
梨状筋下孔…………………33
梨状筋上孔…………………33
梨状筋症候群………………99
リスク因子…………………55
リスクマネジメント…………3

リスフラン関節損傷………101
リスボン宣言…………………3
離断性骨軟骨炎……76,80,100
立位…………………………73
立位姿勢……………………48
立位姿勢保持の神経機構……48
立脚相………………………48
立方骨症候群………………83
立毛筋反射…………………65
リトルリーガー肩……………97
リハビリテーション……74,84
リハビリテーションの対象…84
リモデリング期……………88
良性骨腫瘍…………………76
良性腫瘍……………………53
良性上皮性腫瘍……………53
良性軟部腫瘍………………76
良性非上皮性腫瘍…………53
療養の給付……………………4
療養費…………………………4
療養費の請求…………………4
臨床研修………………………6
臨床上の施術適応判断………92
臨床心理士…………………85
輪状ヒダ……………………36
リンパ咽頭輪………………35
リンパ管炎…………………69
リンパ管腫…………………54
リンパ系…………………35,44
リンパ節…………………35,64
リンパ節炎………………64,69
リンパ浮腫…………………85
リンパ本幹…………………35
淋病…………………………68
倫理綱領………………………3

る

涙器…………………………39
るいそう……………………59

れ

冷暖房………………………57
レイノー現象………………61
レイノー症候群……………77
レクリエーション治療………85
裂傷…………………………69
レニン-アンジオテンシン系……43
連合運動……………………47
連合野………………………41

ろ

老化……………………46,51,86
瘻孔…………………………69
漏出性出血…………………51
老人福祉法……………………4
労働安全衛生法……………56
労働基準法…………………56
労働災害……………………56
労働災害補償保険法…………4
漏斗胸……………………62,79
老年症候群…………………86
ろ過…………………………41
ロコモティブシンドローム…86
肋間筋損傷…………………97
ロッキングフィンガー………99
肋骨骨折……………………94
肋骨骨折の固定……………12
ロンドン事件………………58

わ

鷲手…………………………63
ワルダイエル咽頭輪………35
ワルテンベルグ反射………65
腕神経叢……………………39
腕神経叢損傷………………78
腕橈骨筋……………………33

欧文索引

A

ABO 式血液型 ……………………44
Adams-Stokes 症候群 ……………64
Addison 病 ………………………67
ADL ………………………………56
ADL の評価 ………………………84
AED ………………………………72
AIDS ………………………………57,68
ALS ………………………………64,68,78
Alzheimer 型認知症 ………………68
Aschner 反射 ……………………65
ATP ………………………………45

B

Babinski 反射 ……………………65
Baker 囊胞 ………………………82
Basedow 病 ………………………60,62,64,67
Behçet 病 …………………………61,62,68
Bennett 骨折 ……………………81
Bennett 損傷 ……………………97
Biot 呼吸 …………………………65
Blount 病 …………………………77
BMI ………………………………59
Boas 点 ……………………………64
BOD ………………………………58
Brodie 骨膿瘍 ……………………76
Buerger 病 ………………………60
button 穴変形 ……………………99

C

Chaddock 反射 ……………………65
Cheyne-Stokes 呼吸 ……………65
Chopart 関節損傷 ………………101
COD ………………………………58
Colles 骨折の固定 ………………11
Colles 骨折の診察および整復 ……10
COPD ……………………………62,66
Crohn 病 …………………………66
CT …………………………………84
Cushing 症候群 …………………59,61,63,67

D

de Quervain 病 …………………81,98
DEXA 法 …………………………74
DIC ………………………………51,67
DO …………………………………58
Down 症候群 ……………………54
Dupuytren 拘縮 …………………81,99

E

EMG ………………………………74
Ewing 肉腫 ………………………76

F

Fallot 四徴症 ……………………61,67
FIM ………………………………84
Freiberg 病 ………………………77,101

G

groin pain 症候群 ………………81
Guillain-Barré 症候群 …………60,68
Guyon 管症候群 …………………78,98

H

hangman 骨折 ……………………79
Hansen 病 ………………………53
Heberden 結節 …………………81,99
Hippocrates 顔貌 ………………61
Hunter 舌炎 ……………………62
Huntington 病 …………………60
H 波 ………………………………42

I

ICD ………………………………84
ICF ………………………………84
ICIDH ……………………………84
ILO ………………………………56
ITP ………………………………67

J

Jefferson 骨折 …………………79

K

Kienböck 病 ……………………77,80,98
Klinefelter 症候群 ……………54
Köhler 病 ………………………77
Koplik 斑 ………………………62
Kussmaul 呼吸 …………………65

L

Lisfranc 関節損傷 ……………101
Locking finger …………………99

M

Madelung 変形 …………………81,98
mallet finger …………………98
Mann-Wernicke 姿勢 …………59
Marfan 症候群 …………………59,62,63,77
McBurney 点 …………………64
MD 法 ……………………………74
Monteggia 骨折 ………………80
Morquio 症候群 ………………59
Morquio 病 ……………………77
Morton 病 ……………………78,83,101
MRI ………………………………73,84
MRI 検査 ………………………40
MRSA ……………………………57
M 波 ………………………………42

O

Oppenheim 反射 ………………65
Osgood-Schlatter 病 …………77,100

P

Panner 病 ………………………98
Parkinson 病 …………………59,60,61,68,85
Perthes 病 ……………………61,77,99
PIP 関節側副靱帯損傷 …………99

Q

QCT 法 …………………………74
QOL ……………………………56
Quincke 浮腫 …………………61
QUS 法 …………………………74

R

Raynaud 現象 …………………61
Rh 式血液型 ……………………44

S

Schmorl 結節 …………………79
Sever 病 ………………………77,101
Sjögren 症候群 ………………53
SLAP 損傷 ……………………97
SLE ……………………………53,61,68
SOAP …………………………90
swan neck 変形 ………………99

T

- TCA 回路 …………………………… 45
- TFCC 損傷 ……………………… 80, 98
- THP …………………………………… 56
- Tietze 病 …………………………… 79
- TNM 分類 …………………………… 53
- Trendelenburg 歩行 ………………… 60
- Trömner 反射 ……………………… 65
- Turner 症候群 ……………… 54, 59, 62

V

- Volkmann 拘縮 ………………… 78, 80
- von Recklinghausen 病 …………… 77

W

- WAIS ………………………………… 84
- Wartenberg 反射 …………………… 65
- WBGT ……………………………… 57
- WHO …………………………… 55, 56
- WHODAS2.0 ………………………… 84
- Wilson 病 …………………………… 60

数字

- 2PD ………………………………… 73
- 3-3-9 度方式 ………………………… 59

ギリシャ文字

- β 酸化 ……………………………… 45
- γ 運動ニューロン …………………… 42

【参　　考】

柔道整復師国家試験改善検討委員会報告書

平成 30 年 3 月 5 日

1 はじめに

　柔道整復師国家試験は、柔道整復師として必要な知識及び技能について評価するものであり、昭和63年（1988年）に柔道整復師法の改正が行われ試験の実施者が厚生大臣（現厚生労働大臣）となり、平成5年（1993年）に第1回の試験が実施されて以来、毎年継続的に実施され、柔道整復師の質を担保するための重要な役割を担ってきた。
　一方で、医療関連職種の行う業務は、国民の生命及び健康に直結する極めて重要なものであり、国民に安全な医療を提供する観点から、これらの資格の試験制度のあり方は、更なる質の向上を図っていくことが要請されている。このことから、医師国家試験をはじめ、種々の国家試験においては、定期的あるいは適宜見直しを行い、国家試験の質の向上を図ってきているところであり、国家試験として10回の区切りを迎えたことから、更なる質の向上を図るため、平成15年（2003年）に柔道整復師試験改善検討委員会を設置し、基本的事項を問う必修問題の導入、臨床実地問題数の増加や受験生の知識量を正確に反映する出題形式の見直しなどを検討し、平成16年（2004年）第12回以降の国家試験に反映させた。しかしながら近年、医療に係る変革に伴い、平成26年（2014年）に（公財）柔道整復研修試験財団が柔道整復師国家試験改善検討準備委員会を立ち上げ、必修問題のあり方、一般問題の出題比率等の論点を抽出・整理した。その後平成27年（2015年）に柔道整復師国家試験改善検討委員会（以下、「本検討委員会」という。）を設置し、準備委員会で論点抽出された改善項目について検討し、平成28年（2016年）2月に必修問題、一般問題及び臨床実地問題の検討結果を柔道整復師国家試験改善検討委員会報告書（中間まとめ）として取り纏めた。その後10月に厚生労働省の「柔道整復師学校養成施設カリキュラム等改善検討会」報告書を受け、本検討委員会で再検討を重ね、受験生の負担を軽減するため、出題基準検討委員会で所要の検討を行い、第一次、第二次改訂での二段階で実施する方向とした。

2 具体的な改善事項

　本検討委員会では、柔道整復師国家試験の更なる質の向上を図るために、柔道整復師としての基本的事項を問う必修問題の出題範囲を見直し、必修問題数の増加を行う。また、臨床の場を想定して、総合的・基本的な思考力や適切な判断力を評価する臨床実地問題の増加などについて検討を行った結果、以下のとおり意見を取り纏めたので報告する。

　(1)　必修問題について
　　①　柔道整復師になる全ての者が知っていなければならないことを問う出題内容とする。
　　②　従来の30問では、実力を適正に評価できないおそれがあるため50問に増やす。
　　③　必修問題の出題範囲を「柔道整復施術の基礎」、「保険診療に関する知識」及び「関係法規に関する知識」とする。

　(2)　試験問題数について
　　必修問題数の増加により、試験問題数を現行の230問から250問に改めることとする。

(3) 臨床実地問題数について
　柔道整復師としての問題解決能力を問う臨床実地問題の出題については、現行の15問程度から20問程度に改め、現行10問の「柔道整復理論」は第一次改訂では急激な変化を避けるため15問程度とし、第二次改訂では、20問程度に増やすことが望ましい。

(4) 合否基準
　柔道整復師としての基本的事項と位置づけられる必修問題並びに一般問題については現行通りとする。

(5) 試験委員の増員
　柔道整復師国家試験における必修問題及び臨床実地問題の問題数増加に伴い、柔道整復理論試験委員の役割が増えることに鑑み、柔道整復理論試験委員を若干名増員することが必要である。

3　課　題

(1) 必修問題について
　従前の全試験科目から出題することで、受験者の学習を促す必要もあるのではないかとの意見があり、今後の課題とした。

(2) 事後評価について
　試験問題が適正であったか、検討する必要性があるのではないかとの意見があり、今後の課題とした。

4　実施時期について

　本検討委員会での報告を踏まえ、柔道整復師国家試験出題基準を改訂し試験を実施していくこととなるが、各養成施設（学校）及び受験生の周知期間を考慮し、平成30年（2018年）3月31日までに公表する部分については平成32年（2020年）3月（第28回）の国家試験から実施し、平成32年（2020年）3月31日までに公表する部分については平成34年（2022年）3月（第30回）の国家試験から実施していくこととする。

5　おわりに

　国民の負託に応じ得る資質の高い柔道整復師を今後とも確保できるよう、今回の試験制度の改善が実効を伴ったものとなるため関係各位の一層の努力と協力を期待する。
　また、厚生労働省での柔道整復師学校養成施設カリキュラム等改善検討会の検討結果を踏まえ、本検討委員会では第二次改訂に向けて更なる国家試験の質の向上を図っていくこととする。

柔道整復師国家試験改善検討委員会名簿

就任期間（平成 27 年 1 月 1 日～平成 28 年 3 月 31 日、
平成 29 年 5 月 1 日～）

	氏　　名	所　　属
委員長	相澤　好治	北里大学名誉教授
委　員	碓井　貞成	（公社）全国柔道整復学校協会会長
	金森　篤子	（公財）柔道整復研修試験財団理事
	釜萢　　敏	（公社）日本医師会常任理事
	工藤　鉄男	（公社）日本柔道整復師会会長
	櫻井　康司	（一社）日本柔道整復接骨医学会会長
	松下　　隆	総合南東北病院外傷センターセンター長
前委員長	内西　兼一郎	（元）柔道整復師試験委員会委員長

（平成 29 年 9 月 1 日まで）

（委員：五十音順）

柔道整復師国家試験改善検討準備委員会名簿

就任期間（平成 26 年 4 月 1 日～平成 28 年 3 月 31 日）

氏　　　名	所　　　属
塩　川　光一郎	アジア日本語学院校長
西　村　慶　太	帝京大学整形外科教授
仁　田　善　雄	医療系大学間共用試験実施評価機構研究部長
樋　口　毅　史	日本体育大学保健医療学部講師
深　井　伸　之	東京都柔道整復師会専務理事
船　戸　嘉　忠	米田柔整専門学校副校長
細　野　　　昇	呉竹医療専門学校校長

（委員：五十音順）

出題基準検討委員会委員名簿

就任期間（平成28年4月1日～平成30年3月31日）

	氏　　名	所　属
委員長	米田忠正	（公社）全国柔道整復学校協会副会長
副委員長	成瀬秀夫	東京有明医療大学保健医療学部教授・保健医療学部長
委員	谷口和彦	（公社）全国柔道整復学校協会理事
	長尾淳彦	（公社）日本柔道整復師会理事
	船戸嘉忠	（公社）全国柔道整復学校協会試験委員会委員
	細野　昇	（公社）全国柔道整復学校協会理事
	三橋裕之	（公社）日本柔道整復師会理事
	森川伸治	（公社）日本柔道整復師会理事

（委員：五十音順）

柔道整復師国家試験出題基準 2022年版

ISBN978-4-263-24089-2

2003年4月25日	第1版第1刷発行(平成16年版)
2009年5月25日	第2版第1刷発行(平成22年版)
2018年3月25日	第3版第1刷発行(2020年版)
2020年5月25日	第4版第1刷発行(2022年版)
2022年1月10日	第4版第2刷発行

編　集　公益財団法人
　　　　柔道整復研修試験財団

発行者　白　石　泰　夫

発行所　医歯薬出版株式会社

〒113-8612　東京都文京区本駒込1-7-10
TEL.(03)5395-7641(編集)・7616(販売)
FAX.(03)5395-7624(編集)・8563(販売)
https://www.ishiyaku.co.jp/
郵便振替番号 00190-5-13816

乱丁,落丁の際はお取り替えいたします.　　　　　　　印刷・真興社／製本・榎本製本
© Ishiyaku Publishers, Inc., 2003, 2020. Printed in Japan

本書の複製権・翻訳権・翻案権・上映権・譲渡権・貸与権・公衆送信権(送信可能化権を含む)・口述権は,医歯薬出版(株)が保有します.

本書を無断で複製する行為(コピー,スキャン,デジタルデータ化など)は,「私的使用のための複製」などの著作権法上の限られた例外を除き禁じられています.また私的使用に該当する場合であっても,請負業者等の第三者に依頼し上記の行為を行うことは違法となります.

[JCOPY] < (社)出版者著作権管理機構 委託出版物 >

本書をコピーやスキャン等により複製される場合は,そのつど事前に(社)出版者著作権管理機構(電話03-5244-5088,FAX 03-5244-5089,e-mail:info@jcopy.or.jp)の許諾を得てください.